生活習慣の改善で
認知症を予防する

医学博士
斎藤嘉美 著

はじめに

世界的な高齢化社会の到来に伴い、認知症患者数が急激に増加しています。2016年のワールドアルツハイマーレポート（World Alzheimer Report）によると、現在、全世界には4700万人の認知症患者が存在しており、2050年には1億3100万人に達すると推定されています。日本では世界各国に先駆けて高齢化が進み、世界一の高齢化率になっています。これに伴って認知症の高齢者数も急増しました。2012年には65歳以上の高齢者における認知症の有病率は15％（462万人）で、軽度認知障害者（MCI）の13％（400万人）と合わせると、28％（862万人）と報告されており、2018年1月には前者が600万人、さらに、2040年には800万人を超えるといわれ、認知症は今後20年にわたって増え続けることになりそうです（図1）。

認知症の高齢者では、しばしば一人の患者に複数の病態が存在し、ひと口に認知症予防といっても単純ではありません。一方、疫学的研究結果から、高血圧や糖尿病などの生活習慣病が認知症の発症リスクとなることが分かってきました。認知症の過半数を占めるアルツハイマー型認知症と血管性認知症とは多くの共通の危険因子が存在しますが、それら

図1　認知症の人の将来推計

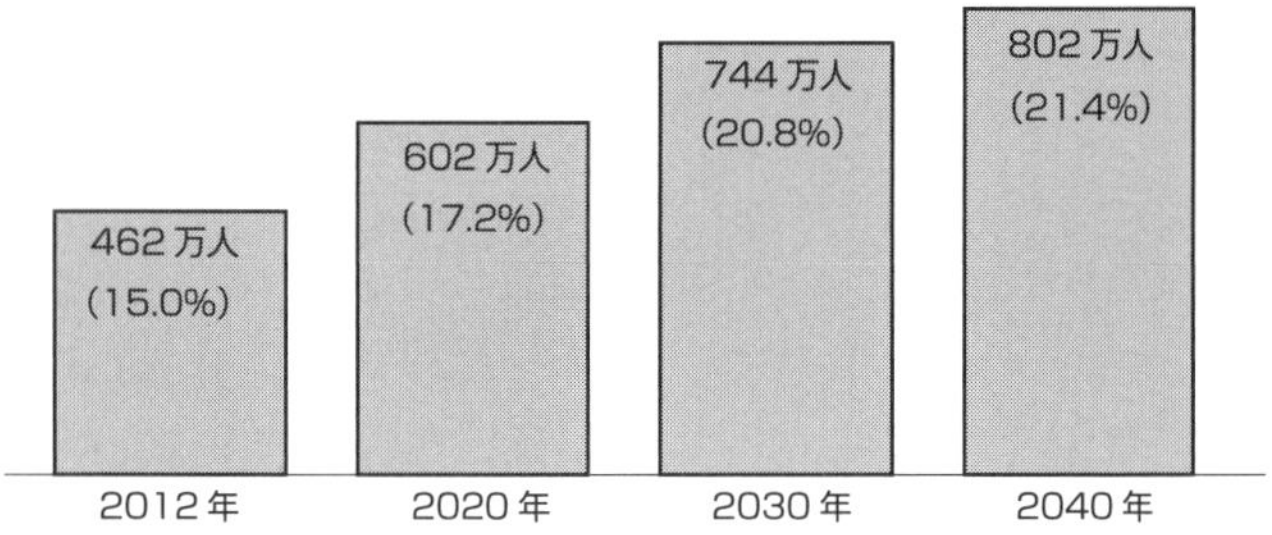

※(　)は有病率

（出典：平成30年4月11日　第1回医薬品医療機器制度部会　資料1-4「人口構造の変化と影響　少子高齢化の進展（認知症の人の将来推計）」）

のうち、生活習慣や身体的不活動、睡眠障害、低学歴（教育）など多くの危険因子が、防御因子としては健康的な食生活、禁煙、節酒、運動、身体的知的活動などがあります。したがって、中年期からは生活習慣の改善、生活習慣病中心の疾患管理など多面的な予防が重要になります。

長年の生活習慣を改めることは決して容易ではありませんが、早くから自分にふさわしく、正しく無理のない健康的な生活習慣に修正して、質の高い生活を送りたいものです。

本書が真の健康長寿を獲得する上で少しでもお役に立てれば幸いです。

令和二年　一月

齋藤　嘉美

（目次）

カバー・表紙デザイン　大久保敏幸デザイン事務所
カバーイラスト　ネコポンギポンギ

第一章

認知症は健康寿命を短縮させる

日本人の平均寿命は80歳を超え、日本は世界有数の長寿国とされていますが、介護を必要としないで自立した生活ができる生存期間、すなわち健康寿命は男女とも平均寿命より約10年短くなっています。健康寿命の伸びを阻害する要因としては多くの生活習慣病、運動器症候群（ロコモティブシンドローム-筋肉減少症と骨関節系障害で支障をきたす状態）、そして認知症が挙げられます。

認知症は日常生活に支障をきたす認知機能の低下を特徴とし、高齢者人口の増加とともに有病率は増加の一途を辿っています。

アメリカのニコルスら（２０１９年）は、１９９０年～２０１６年の１９５カ国・地域の認知症の有病率・死亡率に関してメタ解析（過去に行われた複数の研究を統計的手法により解析すること）を行い、１９９０年に２０２０万人だった世界の認知症患者数は、２０１６年に４３８０万人と26年間で１１７％も増加したことを報告しています（図２）。しかし、認知症の年齢標準化有病率（人口10万人あたり）は１９９０年の７０１人から２０１６年の７１２人と１・６％しか増加していません。認知症による死亡は１４８％増加し、２０１６年の世界の認知症による死亡は２４０万人（全死亡の４・４％、第５位）で、70歳以上では２２０万人（全死亡の８・６％、第２位）でした。

図2　1990年と2016年の認知症患者数と年齢標準化有病率

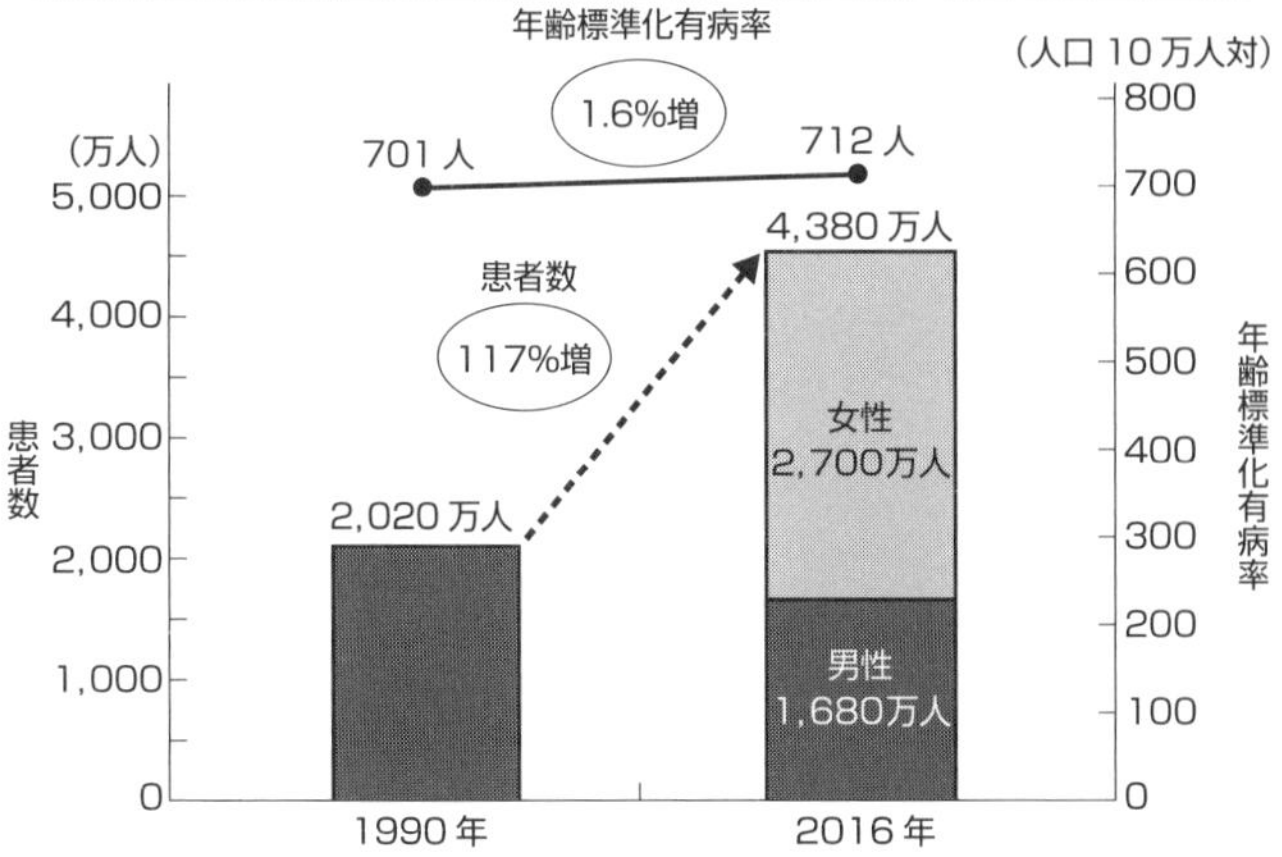

(Nichols E ら，2019)

認知症患者が2倍以上に増加した主因は人口増加と高齢化にあると考えられ、予防と治療が急務となっています。

1. 認知症とは？

誰でも年を取れば「もの忘れ」が多くなります。人の名前や物の名前が出てこない、物を取りに行ったけれども何を取りに行ったのか忘れてしまったという経験は少なくありませんが、多くの場合は問題ありません。年相応の「もの忘れ」で忘れたことを自覚しており、悪化はしませんし、日常生活に支障をきたすこともありません。これは脳の生理的な老化によるもので避けられませんが、あまり心配はいりません。

ところが、認知症になると体験したことの全体を忘れ、自覚もなく悪化し、日常生活に支障をきたします。このように記憶障害とその他に見当識障害（時間・場所・人が分からない）、さらに進むと計算、言葉、判断などの高次の脳機能が低下していきます。そうして、日常生活や社会生活に支障をきたすに至った状態が認知症です**（表1）**。加齢による「もの忘れ」と認知症の鑑別を表2に示します**（表2）**。

認知症は一つの疾患ではなく、いくつかの病気のグループ（症候群）です。認知症の原因はいろいろあり**（表3）**、この中でアルツハイマー型認知症（以後ＡＤと略します）が

表1 認知症

① 記憶障害
② ①以外の認知機能障害
見当識障害[*1)]，失語，計算・判断など低下
③ 生活に支障をきたす
＊1）見当識障害
時間；今日が何月何日か，季節が何か，わからない
場所；自分のいる場所がどこかわかわからない
人物；肉親，知人を見ても誰かわからない

表2 加齢によるもの忘れと認知症

	もの忘れ	認知症
記憶力	低下	低下
想起力	正常	低下
忘れ方	体験したことの一部を忘れる	体験したことの全部を忘れる
自覚	もの忘れをした自覚がある（思い出そうとする）	もの忘れを自覚しない認めない（盗まれたなどという）
見当識	正常	低下（日，時間，場所，人がわからない）
作話(つくりばなし)	ない	ある
学習能力	正常	著しい障害
日常生活	正常	明らかな障害
進行性	きわめて遅い	速い

全体の6～7割を占め、脳血管性認知症が次いで多く認められます。

表3　認知症の原因疾患

原　因	疾患
神経変性	● Alzheimer《アルツハイマー》型認知症 ● Lewy《レビー》小体型認知症 ● 前頭側頭型認知症 ● 進行性核上性麻痺 ● Huntington《ハンチントン》病
脳血管障害	● 脳血管性認知症
外　傷	● 慢性硬膜化血腫 ● 頭部外傷後遺症
感　染	● Creutzfeldt《クロイツフェルト》-Jakob《ヤコブ》病 ● 亜急性硬化性全脳炎 ● 進行性多巣性白質脳症 ● 脳炎・髄膜炎 ● HIV 脳症（AIDS 脳症） ● 神経梅毒（進行麻痺）
腫　瘍	● 脳腫瘍
内分泌・代謝	● 甲状腺機能低下症 ● Wemicke《ウェルニッケ》脳症 ● アルコール脳症
その他	● 正常圧水頭症

2．アルツハイマー型認知症（AD）

ドイツ、マルクトブライト出身で、１８６４年生まれの精神科医・病理学者のアロイス・アルツハイマー博士は、１９０１年にある女性患者をフランクフルト市立精神病院で診察しました。主訴は嫉妬妄想、記銘力低下などでした。55歳で死亡し、その臨床病理報告をドイツ精神医学会に発表しました。その後、同様の症状を示す患者の報告が続き、彼の師であるクレペリンがこの病気を「アルツハイマー病」と名付け、以来広く知られるようになりました。アルツハイマーは１９１２年に本病の特徴として、

①　大脳の萎縮とその背景に大脳皮質の神経細胞の脱落
②　斑というシミ状の異常代謝物の細胞外蓄積（老人斑に相当）
③　神経細胞体の中の線維状塊（神経原線維変化に相当）の蓄積

を挙げていました。

アルツハイマー病は、狭義には65歳以下で発病した場合を指し、65歳以後に発症する場合をアルツハイマー型（老年）認知症と呼び分けていますが、総称としてはアルツハイマー

型認知症（ＡＤ）で、単にアルツハイマー病と呼ぶことも多いようです。一部に家族性（遺伝性）アルツハイマー病があります。

アルツハイマー型認知症（ＡＤ）の特徴は記憶障害、見当識障害、実行機能障害です。記憶は記銘（情報を学習し、覚えること）、保持（情報を記憶として蓄えること）、想起（再生、情報を思い出すこと）の３段階があり、加齢による「もの忘れ」は、記銘・保持は障害されず、想起の低下によって起こります。一方、アルツハイマー型認知症（ＡＤ）では記銘障害により新しいことを覚えることができなくなり、さらに進むと保持・想起も障害されます。アルツハイマー型認知症（ＡＤ）では数分前から数カ月くらいの最近の記憶（近時記憶）が障害され、少し前の体験を忘れ、何度も同じことを尋ねるといったことが起こります。また、記憶内容としては食事をした、どこかへ出かけたなどの体験記憶（エピソード記憶）が障害されます。ところが、長年体で覚えていること、例えば楽器演奏、裁縫、米をとぐなどの技能の記憶（手続き記憶）は障害されにくいのです。

見当識障害は前述のように時間・場所・人間を正しく認識できなくなりますが、この障害は時間・場所・人間の順に起こります。

実行（遂行）機能障害とは、仕事の段取りがうまく出来なくなることで、ものごとを論理的に考え、計画して実行に移す能力が障害される状態です。例えば、炊事・洗濯・掃除や食事を何人分作るか、どんな食材が必要かなどの段取りができなくなります。

経過と症状

脳の萎縮は徐々に進行し、記憶障害を主とした中核症状の進行にともない、周辺症状が出現します。周辺症状とは怒りっぽいとか、暴力を振るうといった症状などで、認知症患者のまだ健在な脳の部位が不必要に暴れて起こる症状と考えられています。これに対して、国際老年精神医学会で提唱された、認知症にみられる行動および心理学的症状を意味する概念として、ＢＰＳＤ（Behavioral and psychological symptoms of dementia）があり、従来の周辺症状に対応し、行動症状と心理症状に分類されています（**図3**）。

行動症状には不穏（落ち着きがなくなる）、攻撃性、叫声、拒絶、活動障害（徘徊、無目的、不適切な行動）、食行動異常（異食、過食、拒食）、睡眠障害などがあり、心理症状としては妄想（物盗られ妄想、被害妄想、嫉妬妄想など）、幻覚（幻視、幻聴など）、誤認（ここは自分の家ではないとか、配偶者が偽者と思い込むなど）感情面の障害（抑うつ、

図3　中核症状と周辺症状

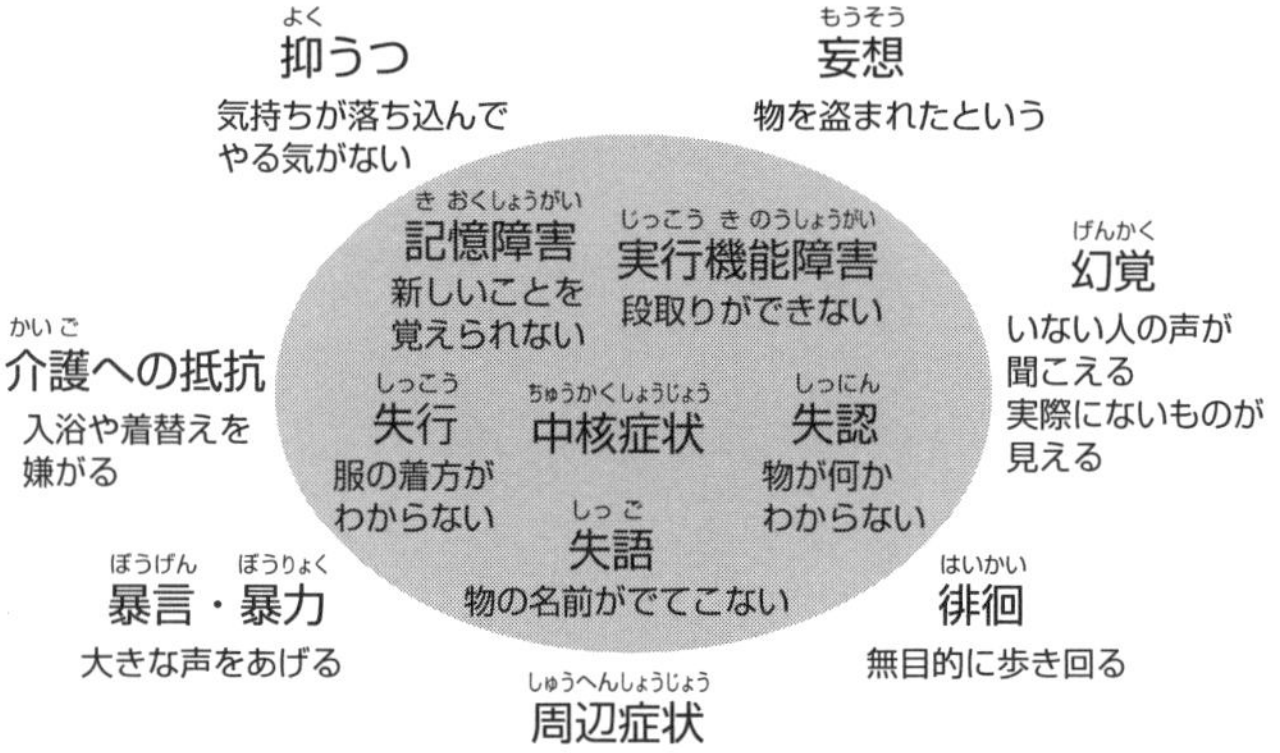

不安、興奮など）、睡眠障害などがあります。

本症の経過は表4のように、初期には記銘力障害、健忘失語などの記憶障害、時間の見当識障害、妄想、自発性低下などがみられます。中期には古い記憶も障害され、場所の見当識障害、失語、失認、失行、そして徘徊などがみられます。さらに後期には記憶がほとんど失われ、意思の疎通が困難となり、人の見当識障害、尿・便の失禁（漏らしてしまう）、異食、そして歩行障害、無動、無言となります。

病理（どうして発症するのか）

脳内にはアミロイドベータ（以後Aβと略します）やタウなどのタンパク質が存在します。細胞

表4 アルツハイマー型認知症（AD）の経過

		初期（1～3年）	中期（2～10年）	後期（8～12年）
脳病変（萎縮）		海馬・側頭葉	海馬・側頭葉 頭頂葉	海馬・側頭葉 頭頂葉 前頭葉・後頭葉
症状	記憶障害	●記銘力障害 （新しいことが覚えられない） ●健忘失語 （物の名前を思い出せない）	●古い記憶も障害される	●記憶はほとんど消失 ●意思疎通困難
症状	記憶障害以外の認知機能障害	●時間の見当識障害 （年月日，季節の感覚が確かでなくなる）	●場所の見当識障害 ●徘徊 ●失語 （物の名前が出ない 言葉が出ない） ●失認 （近所でも道に迷う 物が何かわからない） ●失行 （服の着方、物の使い方がわからない）	●人の見当識障害 （肉親，友達が誰だかわからなくなる）
症状	日常生活障害・その他	●被害妄想 物盗られ妄想 ●自発性低下 （だらしなくなる） ●日常生活自立	●季節に合った服，釣り合いのとれた服が選べない ●しばしば多幸感 ●日常生活要介助	●尿便失禁 ●弄便 ●異食 ●筋肉固縮 （歩行障害） ●無動・無言 （寝たきり）

図4　アミロイドβ・老人斑発生

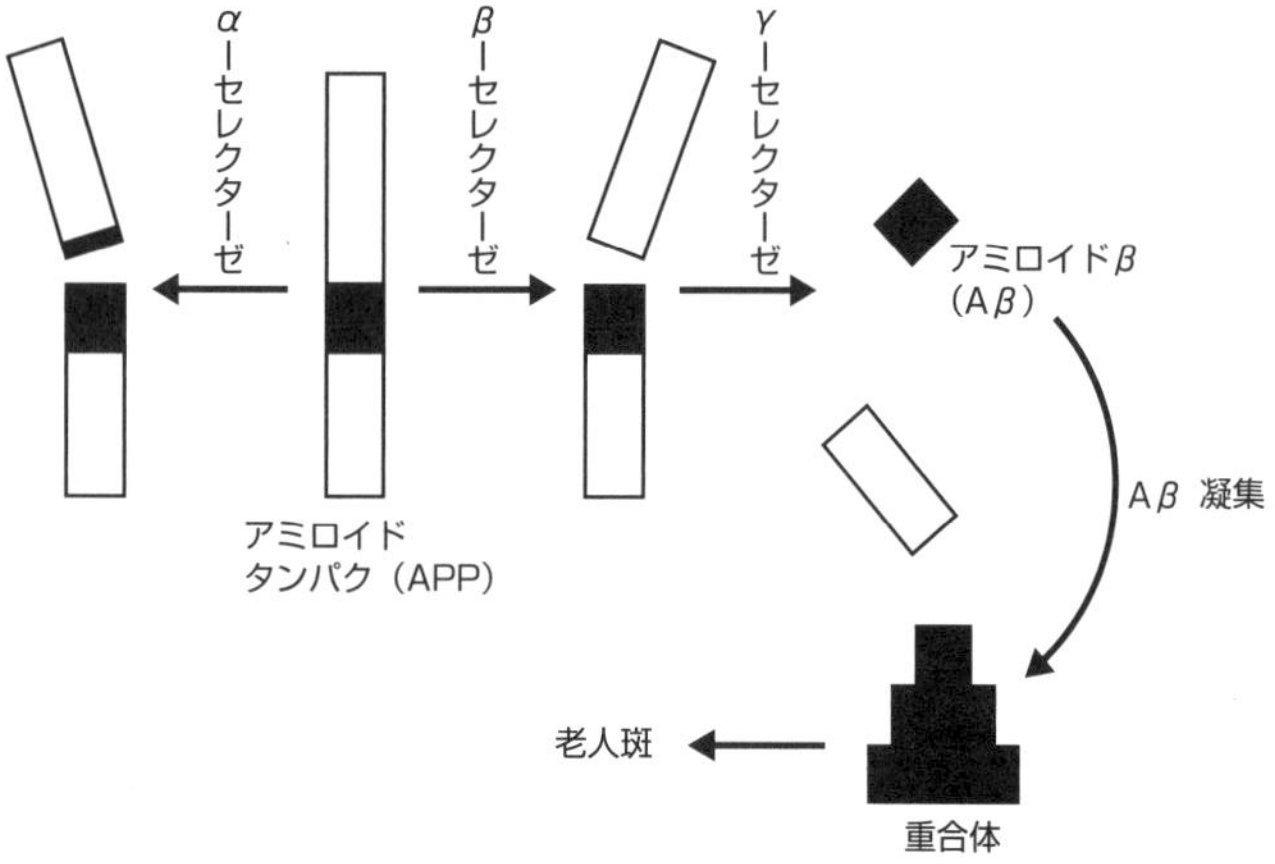

（富田泰輔　2017，一部改変）

膜にあるアミロイド前駆体タンパク（APP）は通常はタンパク分解酵素（セレクターゼ）の中のαセレクターゼによって分解され、Aβは産出されません。ところが、アルツハイマー型認知症（AD）ではAPPがβセレクターゼとγセレクターゼによって分解されてAβが産出されます（**図4**）。このAβは異常に産出され、凝集し、重合体（オリゴマー）が形成されます。このタンパクの塊は神経細胞を障害し、その結果、神経細胞の集まる大脳皮質は薄くなります。神経細胞から伸びている神経突起は、大脳の深部で白質《はくしつ》を形成していますが、神経突起も障害され白質は狭くなり、大脳全体が萎縮していきます。

図5　老人斑（Aβ）と神経原線維変化（tau）

老人斑（βアミロイド）

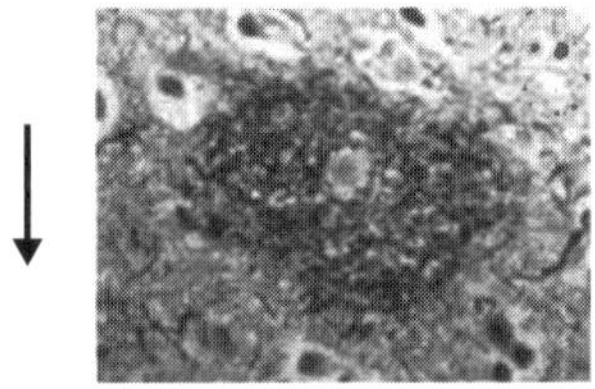

神経原線維変化（リン酸化 tau）

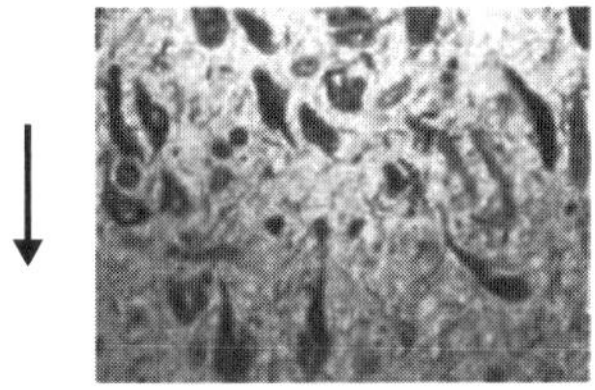

神経細胞脱落　→　萎縮

（羽生春夫：老人保健施設の認知症ケア1，2018年老健管理医師総合認知研修会）

Aβの重合体がさらに凝集し、固まったものが「老人斑」で、シミのような斑状構造物質となります（**図5**）。大きさは0・2〜0・5ミリの丸い形をしています。

一方、神経原線維変化は「タウ」と呼ばれるタンパク質が何かの異常でリン酸化されると凝集重合し、重合体を形成して生じる塊です。前述の老人斑ができた後に形成され、老人斑は神経細胞の外側に、神経原線維変化は内側に形成されます。

神経突起は他の神経突起とそれぞれの先端の接点（シナプス）で

繋がっており、ネットワークを構成していますが、神経突起内の軸のタンパクにタウが外側から付着して強度を維持しています。しかし、ADではタウが重合体を形成し、支持ができず、シナプス機能が障害されます。このように老人斑（Aβ）と神経原線維変化（タウ）の両者により神経細胞の機能低下、細胞死、脳萎縮、認知機能低下を招き、本症を発症します。この機序はアミロイド仮説と呼ばれ、現在広く支持されています。

アミロイドβ蓄積部位と認知症症状

Aβの沈着しやすい場所は脳血流シンチグラフィ（SPECT）やPETで早期から側頭葉、頭頂葉、後部帯状回《たいじょうかい》、楔前部《けつぜんぶ》で血流低下がみられます。進行すると前頭葉も血流や代謝の低下が拡大します（図6）。

新しい経験を脳内に保存し、その経験を意識や行動の中に再生することを記憶といいますが、記憶形成に重要な場所が脳の深い所にある海馬《かいば》です。形がタツノオトシゴ（別名・海馬）によく似ているため、この名がつけられました。覚えた情報は大脳皮質から海馬へ送られ、一時的に保存・整理された後、再び大脳皮質に送られ、記憶として長期保存され

図6　Alzheimer 型認知症（SPECT）

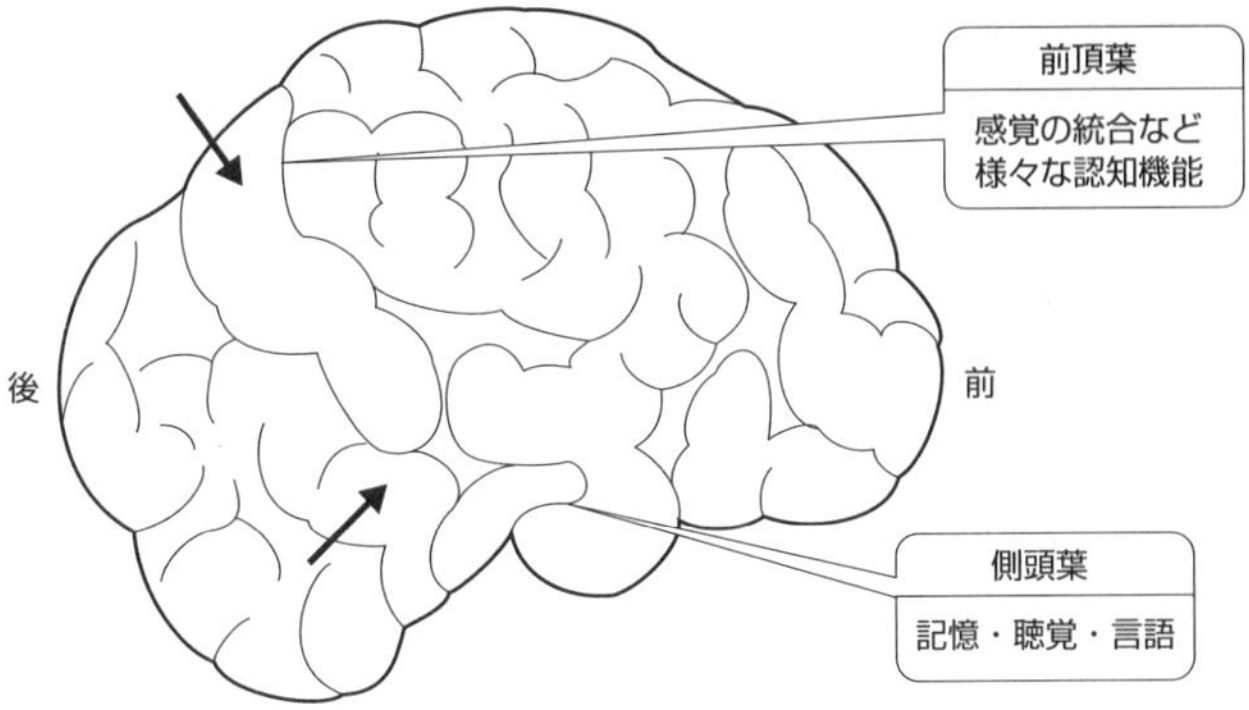

・側頭葉（→），頭頂葉（→）に血流低下がみられる．

図7　海馬の優れた記憶形成

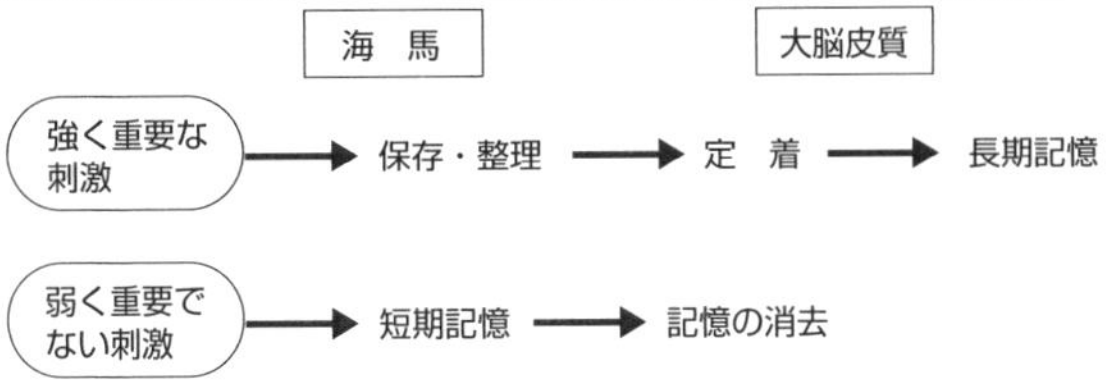

ます（長期記憶）。海馬は短期記憶を作り、重要なものだけを長期記憶に置き換え、不要な記憶は消去していきます。**（図7）**。ADの早期には、海馬にはAβの沈着はみられませんが、大脳皮質にAβが沈着すると大脳皮質から海馬に情報が伝えられなくなって海馬が障害され、新たに記憶を作ることができなくなります。

認知機能検査

代表的なものに、改訂長谷川式簡易知能評価スケール（HDS－R）とMMSE（Mini Mental State Examination）があり、短い時間で行えます（表5、6）。HDS－Rは30点満点中20点以下で認知機能低下、すなわち認知症疑と判定します。MMSEは30点満点中23点以下で同様の判定をします。これらは国際的に用いられる検査です。ただし、後に述べる認知症の前段階である軽度認知障害（MCI）では、早期発見のためにはHDS－R21点以上、MMSEが24点以上でも、正常と判断してはいけません。

画像診断、血液検査、バイオマーカー

画像MRIやCTでの特徴的所見は側頭葉内側、海馬、頭頂葉の萎縮であり、前述のように脳血流シンチグラフィ検査が有用で、特異的血流低下を確認できます。

バイオマーカーとして脳脊髄液中のリン酸化タウタンパクやAβタンパクの測定や脳内の蓄積を定量化するアミロイドイメージング（PET）などもあり、将来は末梢血で診断

表5　改訂長谷川式簡易知能評価スケール（HDS-R）

No.	質問内容		配点	内容
1	お歳はいくつですか？（2年までの誤差は正解）		0 1	
2	今日は何年の何月何日ですか？　何曜日ですか？ （年，月，日，曜日が正解でそれぞれ1点ずつ）	年	0 1	
		月	0 1	
		日	0 1	
		曜日	0 1	→見当識
3	私達が今いるところはどこですか？ （自発的に出れば2点，5秒おいて，家ですか？　病院ですか？　施設ですか？　の中から正しい選択をすれば1点）		0 1 2	
4	これから言う3つの言葉を言ってみてください．あとでまた聞きますのでよく覚えておいてください． （以下の系列のいずれか1つで，採用した系列に○印をつけておく． 1：a）桜　b）猫　c）電車　2：a）梅　b）犬　c）自動車）		0 1 0 1 0 1	→言葉の記銘
5	100から7を順番に引いてください． （100-7は？　それからまた7を引くと？　と質問する．最初の答えが不正解の場合，打ち切る．）	(93)	0 1	→計算
		(86)	0 1	
6	私がこれから言う数字を逆から言ってください． （6-8-2，3-5-2-9を逆に言ってもらう．3桁逆唱に失敗したら打ち切る．）	2-8-6	0 1	→逆唱
		9-2-5-3	0 1	
7	先ほど覚えてもらった言葉をもう一度言ってみてください． （自発的に回答があれば各2点，もし回答がない場合，以下のヒントを与え正解であれば1点．） a）植物　b）動物　c）乗り物		a：0 1 2 b：0 1 2 c：0 1 2	→言葉の遅延再生
8	これから5つの品物を見せます．それを隠しますので何があったか言ってください． （時計，鍵，タバコ，ペン，硬貨など必ず相互に無関係なもの．）		0 1 2 3 4 5	→物品再生
9	知っている野菜の名前をできるだけ言ってください． （答えた野菜の名前を右欄に記入する．途中で詰まり，約10秒間待っても答えない場合にはそこで打ち切る．） 0～5＝0点，6＝1点，7＝2点，9＝4点，10＝5点．		0 1 2 3 4 5	→言葉の流暢性
				合計　　/30点

表 6　MMSE（Mini Mental State Examination）

No.	質問内容	配　点	内　容
1（5 点）	今年は何年ですか？ 今の季節は何ですか？ 今日は何曜日ですか？ 今日は何月ですか？ 今日は何日ですか？	0 1 0 1 0 1 0 1 0 1	→見当識
2（5 点）	ここは何県ですか？ ここは何市ですか？ ここは何病院ですか？ ここは何階ですか？ ここは何地方ですか？（関東地方）	0 1 0 1 0 1 0 1 0 1	
3（3 点）	物品名 3 個（相互に無関係） 検者は物の名前を 1 秒間に 1 個ずつ言う．その後，被験者に繰り返させる．正答 1 個につき 1 点を与える． 3 個すべて言うまで繰り返す（6 回まで）．何回繰り返したかを記せ．	0 1 2 3	→言葉の記銘
4（5 点）	100 から順に 7 を引く（5 回まで）． あるいは「フジノヤマ」を逆唱させる．	0 1 2 3 4 5	→計算
5（3 点）	3 で提示した物品名を再度復唱させる．	0 1 2 3	→言葉の遅延再生
6（2 点）	（時計を見せながら）これは何ですか？ （鉛筆を見せながら）これは何ですか？	0 1 2	→物品呼称
7（1 点）	次の文章を繰り返す． 「みんなで，力を合わせて綱を引きます」	0 1	→即時記憶
8（3 点）	（3 段階の命令） 「右手にこの紙を持ってください」 「それを半分に折りたたんでください」 「机の上に置いてください」	0 1 2 3	→口頭指示
9（1 点）	（次の文章を読んでその指示に従ってください） 「眼を閉じなさい」	0 1	→読解
10（1 点）	（何か文章を書いてください）	0 1	→構成
11（1 点）	（次の図形を書いてください） 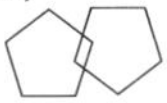	0 1	→視空間認知

合計　　/30 点

できる可能性があります。

軽度認知障害（Mild Cognitive Impairment 略称MCI）

現在、ＡＤの進行は三つの病期に分けられています。

① 発症前で認知機能が正常な「プレクリニカルアルツハイマー病」
② 症状が出始めている「アルツハイマー病による軽度の認知障害」（ＭＣＩ）
③ ＡＤ

の順に移行します（図8）。なお、ＭＣＩの診断基準は表7のとおりです。

ＡＤになってからでは介護が困難になるので、認知症になる前のＭＣＩの段階で分かれば、早くからの介護の準備ができます。この時期に家族教育もできるので、将来に備える意味でＭＣＩの段階、できればプレクリニカルの段階（超早期発見）で発見できればＡＤの進行を停止または遅らせることが期待できます。

図8 ADの進行

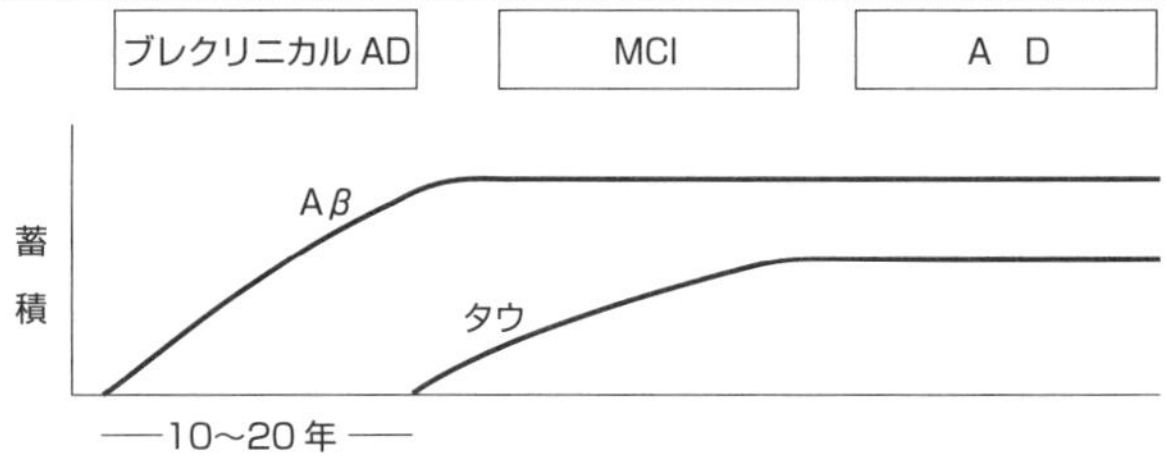

認知機能	正　常	正常，軽度低下	低　下
日常生活	支障なし	支障なし	支障あり

表7　MCI（Mild Cognitive Impairment）

1．記憶障害の訴えが本人または家族から認められている
2．日常生活動作は正常
3．全般的認知機能は正常（MMSE 24点以上）
4．年齢や教育レベルの影響のみでは説明できない記憶障害が存在する
5．認知症ではない

（Petersen RC et al. Arch Neurol 2001）

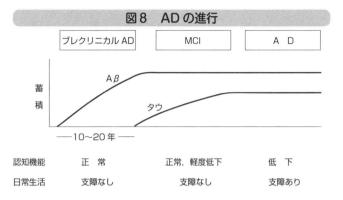

治療薬

本症では記憶や判断、思考などに重要な働きをする神経伝達物質であるアセチルコリン（Ａｃｈ）が脳内で著しく減少しています。そこで、このＡｃｈの減少を防ぐため、ＡｃｈをⅡ分解する酵素ＡｃｈエステラーゼのⅡ働きを阻害するドネペジル、ガランタミン、リバスチグミンの３剤が使用されています。また、大脳皮質や海馬に多く存在する神経伝達物質で、記憶に関わる中心的な役割を有するＮ－メチル－Ｄ－アスパルテート（ＮＭＤＡ）受容体はグルタミン酸受容体の一つで、ＡＤではシナプス間隙のグルタミン酸濃度が上昇し、神経伝達シグナルが抑制され、記憶障害をきたします。このＮＭＤＡ受容体の働きを障害する薬（拮抗薬）がメマンチンです。以上の４剤で認知症の進行を止めることはできませんが、早期治療を開始して病気の進行を遅らせることはできます。

ＡＤに対してα７ニコチン受容体アゴニスト、ＭＡＯ－β阻害薬、タウ凝集阻害薬などの新しい治療薬や免疫グロブリン療法、血漿交換療法などが登場しましたが、今のところ改善効果は得られていません。

3. 血管性認知症（Vascular Dementia）

本症は脳血管障害に起因する認知症の総称で、認知症と脳血管障害が存在し、両者間に関連があることが診断上必要です。認知症の発現が脳血管障害の3カ月以内に起こり、認知機能が急激に低下したり、または動揺したりして段階的に悪化するのが特徴です。

原因分類としては多発梗塞型、限局梗塞型、小血管障害型、その他に分けられます（**表8、図9**）。血管性認知症はアルツハイマー型に次いで多く、認知症全体の20～30％を占めます。この中では多発梗塞型と小血管障害型が半数以上を占めます。

症状としては脳卒中にみられる運動、感覚の麻痺、脳血管性パーキンソニズム（小刻み歩行など）、そして認知機能障害として、うつ、自発性の低下、実行機能障害、情動失禁（感情が不安定で、ささいなことで泣いたり笑ったりする）などがみられます。もの忘れは軽度で自覚があり、人格も保たれていることが多く、症状にバラツキがあります（まだら認知症）。

脳血管障害の危険因子の多くはＡＤの危険因子でもあり、特に高齢者には両者が並存す

表8　血管性認知症の分類

1. 多発梗塞型（多発梗塞性認知症）
   皮質・皮質下領域の大・中血管梗塞による多発性梗塞
2. 限局梗塞型（局在病変型）
   視床，海馬，角回など認知に関係する部位の単発梗塞
3. 小血管障害型（皮質下性）
   広範な小血管病変による梗塞・循環不全
   i）多発小梗塞型（多発性ラクナ梗塞）
   ii）ビンスワンガー病（Binswanger 病）
4. その他
   低灌流性（低血圧など）や脳出血・クモ膜下出血

図9　血管性認知症の病変

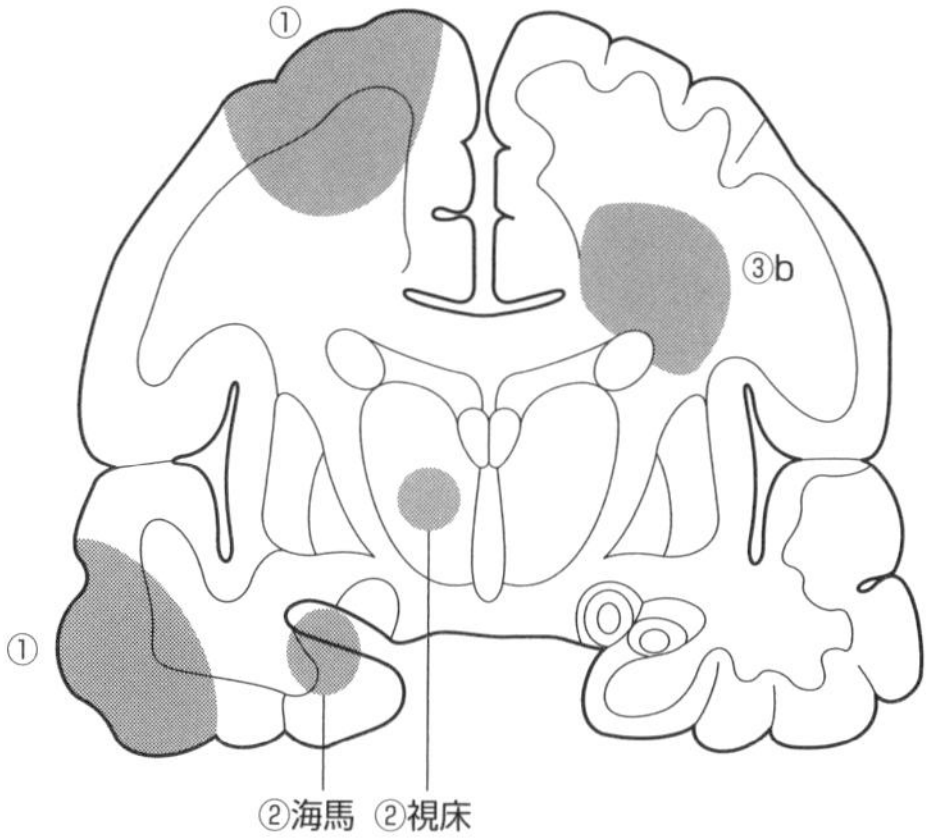

①　多発梗塞型
②　限局梗塞型
③　小血管障害型
　（b ビンスワンガー型）

（羽生春夫：老人保健施設の認知症ケア 1，2018 年老健管理医師総合認知研修会）

るいわゆる混合型認知症が認められ、認知症全体の5〜20％を占めます。

血管性認知症の危険因子には加齢、高血圧、糖尿病、脂質異常症、肥満、心房細動、喫煙などがあり、治療上予防が重要です。抗血栓療法や、最大の危険因子でもある高血圧に対する降圧薬治療が主流となります。混合型認知症のようにＡＤが存在する場合にのみ、前述の抗認知症薬（抗アルツハイマー薬）が保険適用となっています。

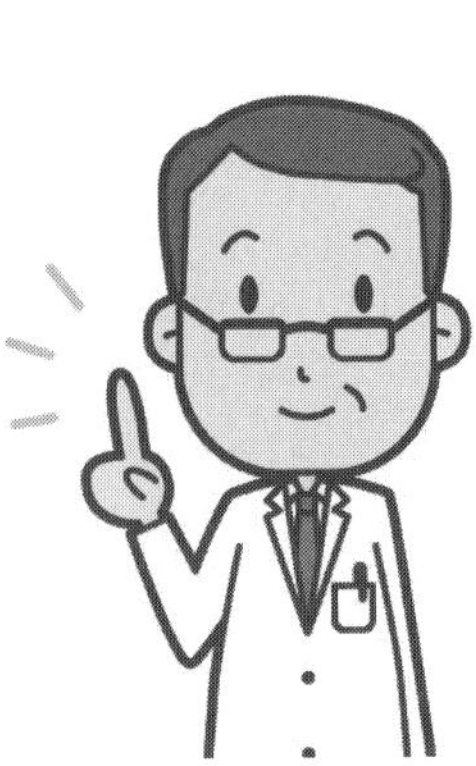

4. レビー小体型認知症

老年期に発症し、進行性の認知機能障害（注意や覚醒レベルの変動を伴い、動揺性）と特有の精神症状（人、虫、動物などの幻視）とパーキンソン症候群（筋肉の強剛、無動、動作緩慢、振戦《しんせん》など）、レム睡眠行動障害（睡眠中に大声で叫ぶ、ベッドから飛び出すなど）がみられます。大脳、脳幹などの中枢神経だけでなく、末梢自律神経まで広範にレビー小体が出現することや、神経細胞脱落を特徴とします。レビー小体は神経細胞内に出現する円形の細胞質封入体で、パーキンソン病（脳幹のみに限局して存在）でも認められます。後頭葉の血流低下が検査上認められます。治療は対症療法が中心です。

5. 前頭側頭型認知症

従来からピック（ＰＩＣＫ）病と呼ばれる神経細胞内に嗜銀《しぎん》性封入体（ピック球）がみられる病気が中心で本症の約８割を占めます。特徴は65歳未満に発症する若年性認知症であること、脳の前方部の機能が低下すること、症状は行動異常型前頭側頭認知症（行動異常が強い）、側頭葉優位の変性を呈する意味性認知症（言語と行動両方の障害）、進行性非流暢性失語（言語障害だけが目立つ）の３つのタイプがあります。

典型例は初期には自発性の低下、感情鈍麻、偏食・過食、脱抑制（盗癖、道徳感の低下）などの人格変化、行動異常がみられ、中期には常同行動（同じ場所を徘徊、同じ椅子にいるなど）、我が道を行く行動（立ち去り行動、暴力行動、反復言語など）、そして後期には無動、無言、寝たきりとなります。

以上の４大認知症を比較・鑑別したものが**表9**です。

表9 4大認知症の特徴

	アルツハイマー型認知症	血管性認知症	レビー小体型認知症	前頭側頭型認知症
発症年齢／性	高齢 女性＞男性	男性＞女性	中年〜高齢 男性＞女性	初老期 （40〜60歳代）
経 過	緩徐，進行性	段階的に悪化， 動揺性	緩徐，進行性	緩徐，進行性
基礎疾患	な し	高血圧，糖尿病， 心臓病	な し	な し
病 識	な し	あ る	な し	な し
特徴的症状	記憶障害 見当識障害 実行機能障害 BPSD	感覚・運動 障害 情動失禁 意欲低下，うつ まだら認知症	認知機能障害 （動揺性） 幻視・妄想 パーキンソニズム REM 睡眠行動 障害	人格障害 （脱抑制） 感情鈍麻 （無関心） 行動障害 （常同行動） 食行動異常
人 格	晩期に崩壊	保持	晩期に崩壊	早期に崩壊
CT・MRI	脳萎縮 （とくに海馬）	脳梗塞巣 大脳皮質病変	変化なし（海馬萎縮は軽度）	前頭葉・側頭葉の萎縮
PET・SPECT	側頭葉・頭頂葉・後部帯状帯の血流・代謝低下	梗塞部位（主に前頭葉）の 血流・機能低下	後頭葉の血流と 代謝低下	前頭葉・側頭葉の血流・代謝低下
病理的特徴	老人斑・神経原線維変化（A β・タウ蛋白）	梗塞巣など	レビー小体	ピック球 （タウ蛋白）
主要障害部位	頭頂葉・側頭葉	さまざまな部位 （前頭葉が多い）	後頭葉	前頭葉・側頭葉

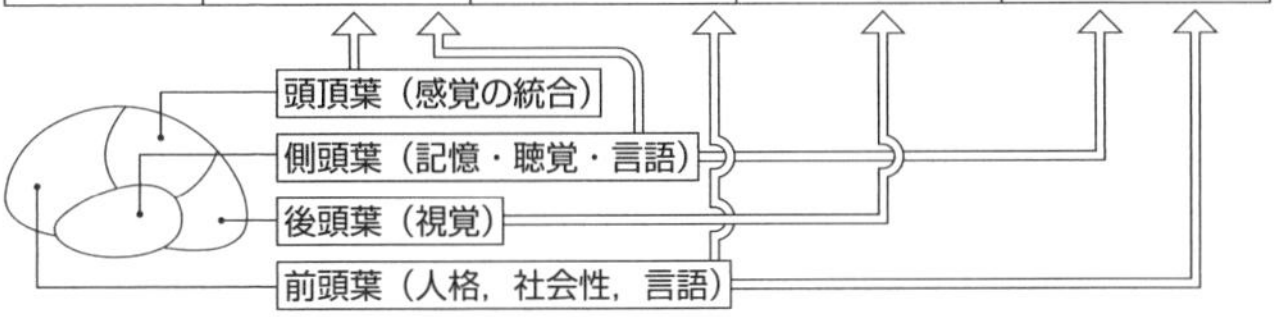

6. 認知症の疫学

日本は世界に先駆けて超高齢社会を迎え、認知症の高齢者数も急増しています。冒頭（図1）でも述べましたが、認知症の最初の統計（1970年厚生省）では56万人であったところ、2000年以降は介護保険により「認知症患者数」として理解され、2010年の推計210万人が2012年には462万人、軽度認知障害（MCI）者は400万人で、両者を合わせると28％にのぼります。2018年1月には認知症者600万人、MCIと合わせて1000万人を超えている可能性があります。さらに、2025年には認知症が700万人、つまり高齢者の5人に1人が認知症になるともいわれています。

年齢・性別でみると日本人の認知症患者の約8割が80歳以上であり、80歳以上の患者の約8割が女性である点より、認知症患者の64％（約3分の2）が80歳以上の女性です。これは日本人の平均寿命が男性で81歳、女性で87歳（2018年現在）にまで伸びたことが関係していると考えられます。

認知症の原因疾患と頻度は圧倒的にADが多く、次いで血管性認知症が占めています。

図 10　認知症の原因疾患と頻度

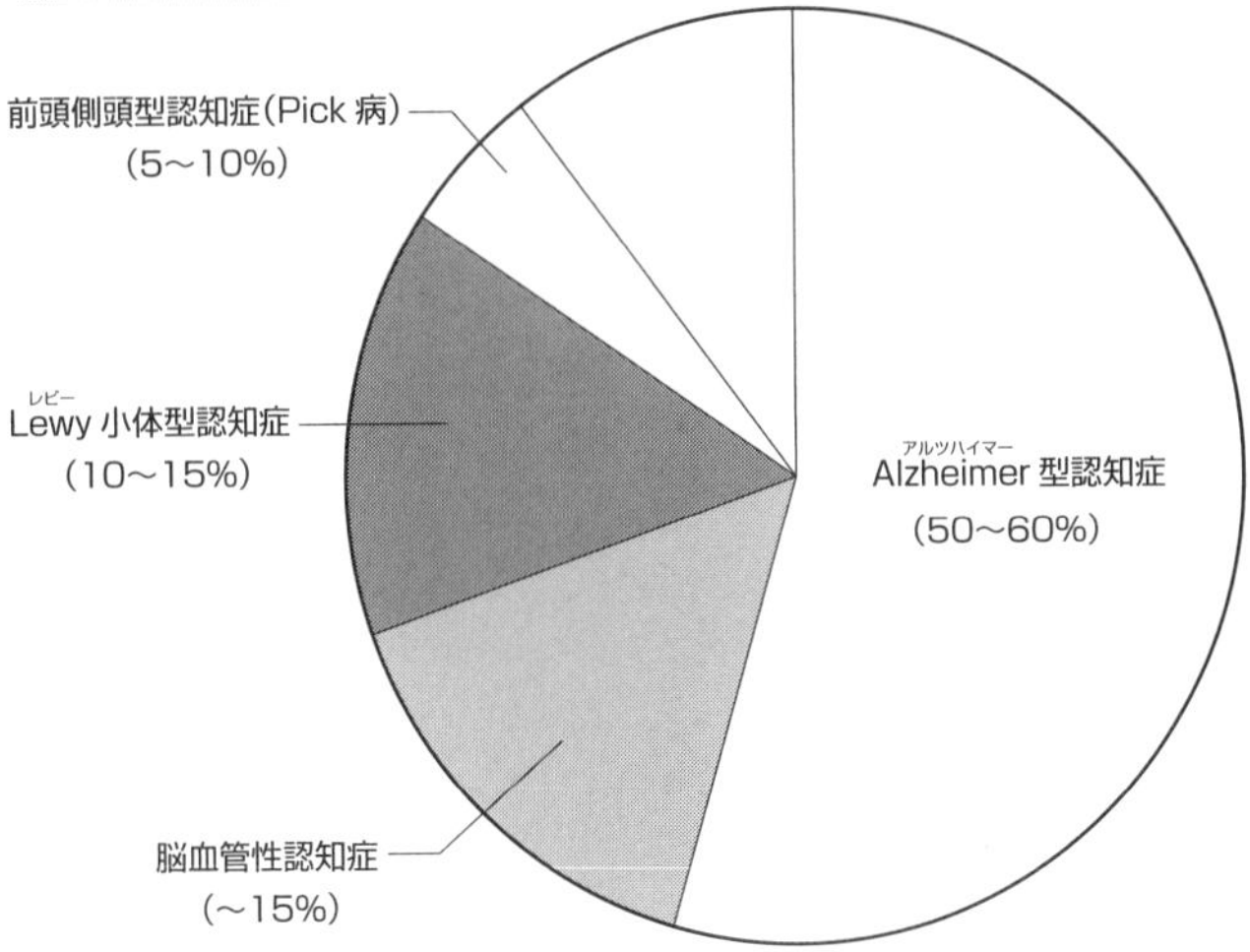

(羽生春夫：老人保健施設の認知症ケア 1，2018 年老健管理医師総合認知研修会)

なお、ＡＤと血管性認知症の混合型も含まれています（図10）。

第二章　認知症の危険因子としての生活習慣病

1. 高血圧

高血圧は血管性認知症の大きな危険因子であることは確かですが、ＡＤとの関係については不明な点が多いようです。さらに、中年期の高血圧は高齢期（老年期）の認知機能低下のリスクとなることが証明されていますが、高齢期の高血圧が認知症リスクになるかについては一定していません。

軽度認知障害（ＭＣＩ）と高血圧に関してはアメリカのゴールドスタインら（２０１５年）は血圧が１４０／90ミリHg以上が2回以上認められた群は認められなかった群に比べて認知機能低下が大であったと報告しています。アメリカのリーら（２０１６年）は、ＭＣＩからＡＤへの進展に関するメタ解析で、高血圧は有意な進展因子ではなかったとしています。イタリアのスクテリら（２０１３年）は低血圧エピソードとＭＭＳＥ低値と関連し、逆に低血圧をＭＣＩ出現の有意なリスク因子としています。

アイスランドのミュラーら（２０１４年）は中年期、高齢期の血圧が脳に与える影響を検討し、中年期高血圧群では高齢期の拡張期血圧値が全脳容量や認知機能と逆相関しましたが、中年期に高血圧がなかった群ではこのような相関は認められなかったとしています。同様の成績がＡＲＩＣ研究（２０１５年）でも報告され、中年期の高血圧の有無が高齢期の血圧や認知機能に関連することが認められました。

大阪大の武田朱公ら（２００８年）は中年期の高血圧が高齢期の認知機能低下リスクを高め、とくに40～50歳における未治療の高血圧罹病期間が長い場合、20～30年後の認知機能低下発症リスクが高いことを示しています。

アメリカのバーグヘスら（２００３年）は75歳以上の４８８人の血圧と認知症発症を検討し、拡張期血圧が１０ミリHg低下するごとに認知症リスクが20％増加し、ＡＤの関与が認められますが、血管性認知症は関与しなかったとしています。一方、収縮期血圧が軽度ないし中等度（１４０～１７９ミリHg）上昇するとＡＤ発症リスクは45％低下したが、拡張期血圧が低い（70ミリHg以下）と逆に約2倍弱リスクが上昇しています。さらに、２年以上低血圧が継続する人は認知症リスクが約2・2倍高い結果が得られています。つまり、拡張期低血圧は高齢者では認知症、とくにＡＤのリスクが高いということになります。

高齢期の血圧と認知症発症の関連は多くの研究がありますが、スウェーデンのキイウら（２００３年）、アメリカのリーら（２００７年）は収縮期血圧がそれぞれ１８０ミリHg以

図11　血圧レベル（JSH2009）と老年期認知症発症率の関連

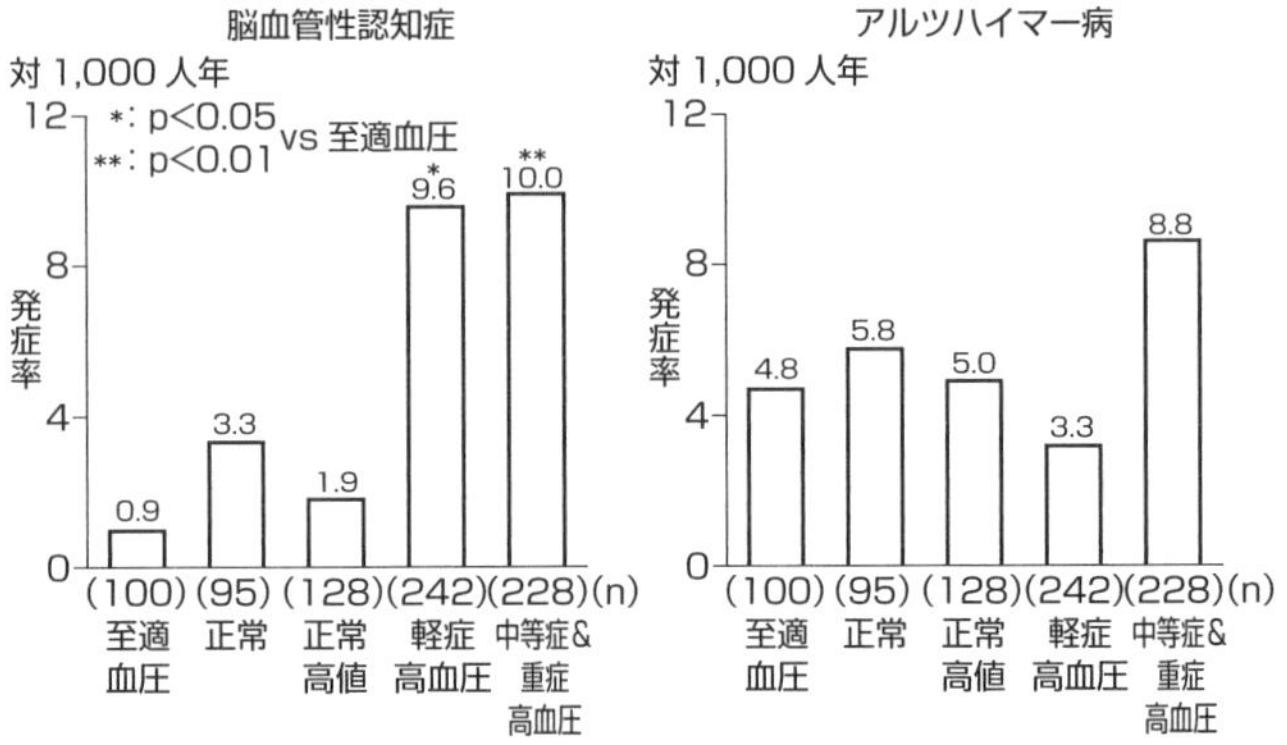

（久山町男女826名，65歳以上，1985～2000年，性・年齢調整）

（清原裕 ら，1990）

上、160ミリHg以上で1・6倍、認知症発症が上昇すると報告していますが、アメリカのポスナーら（2002年）は、高齢期高血圧はADと関連せず、血管性認知症と有意の関連を示していると報告しています。しかし、他の多くの報告では相関が認められず、高齢者高血圧と認知症発症との関連は一定しておらず、とくにADに関与する可能性は極めて低いと言えます。

日本での久山町での追跡調査では（**図11**）、高齢者の血圧値と血管性認知症の発症率は至適血圧値（120／80ミリHg以下）に比べて軽症高血圧（140～159／90～99ミリHg）から有意に上昇しています。一方、ADでは血圧と発症率との有意な関係はみられません。

以上、日本の高齢者では老齢期高血圧はAD発症の危険因子とはなりませんが、血管性認知症のリスクを上昇させるので老年期でも高血圧管理は大切です。

ところで、降圧治療が認知症発症に影響を及ぼすでしょうか。代表的な4試験（PROGRESS2003年、Syst-Eur1998年、SHEP1994年、HYVET2008年）の結果を統合すると、降圧治療は全認知症発症リスクを10%低下させていますが、高齢者高血圧の治療の認知症抑制効果に関しては、明確な結論は出ていません。高齢者では血圧変動が多いので、血圧の下がりすぎ（低血圧）を考慮しながら血圧管理はゆるやかに150〜140未満／90未満くらいを目標に下げるのが安全でしょう。

イタリアのモッセロウら（2015年）は認知機能障害を有する高齢者で降圧薬により過度の降圧が認知機能の低下を早めることを報告しています。日中の収縮期血圧が128ミリHg以下で認知機能低下が有意に大きい結果が得られています（図12）。

以上、中年期の高血圧はその後の認知機能障害や認知症発症と強い相関があるので、積極的に降圧治療を行うべきです。高齢期の高血圧と認知機能障害との関係は明確ではありませんが、高齢者でも降圧治療は常に考えるべきです。ただし、過度の降圧は脳血流低下

図12　日中の収縮期血圧（平均）によるMMSEスコアの変化

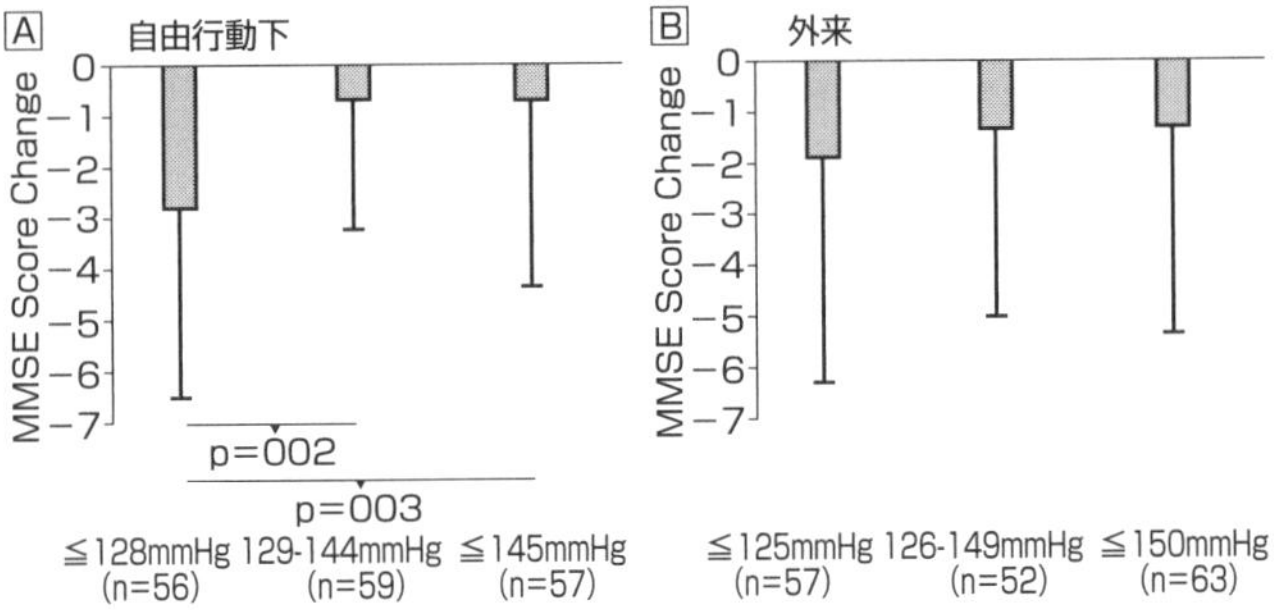

（モッセロウ，2015）

により認知機能低下を招く危険性があり、注意が必要です。

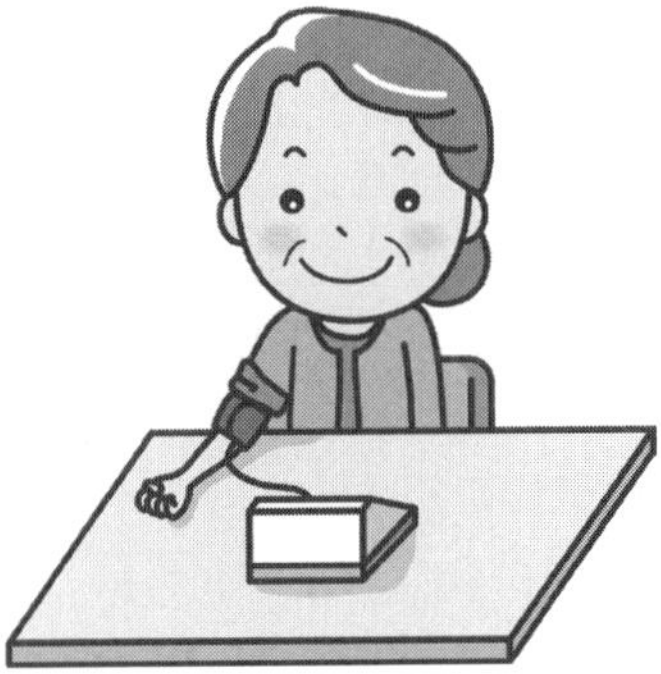

2. 糖尿病

日本では、認知症合併の高齢者糖尿病患者が増加しており、高齢者認知症の約15％（約100万人）と推定され、軽度認知障害（MCI）例と合わせると800万人以上の認知障害者がいるといわれています。

中国のチェンら（2012年）のメタ解析では、糖尿病を発症していない例に比べて糖尿病発症例ではADが約1・5倍、血管性認知症が約2・5倍多く、MCI例も多い結果が得られています（**図13**）。

糖尿病では認知症がなくても脳機能の若干の低下や記憶、注意、実行機能の低下が多くみられます。この認知機能障害は血糖に依存しており、さらには糖尿病だけでなく、その前段階の耐糖能異常の時期でも認知症の危険因子となっています。スウェーデンのズーら（2007年）は境界型の糖尿病（血糖値140～198ミリグラム／デシリットル）があると認知症になりやすく、MCIからADへの移行リスクは約1・8倍と報告しています。櫻井孝（2014年）は糖尿病合併のMCIから認知症への移行はヘモグロビンA1c値

図13　糖尿病の有無と認知症

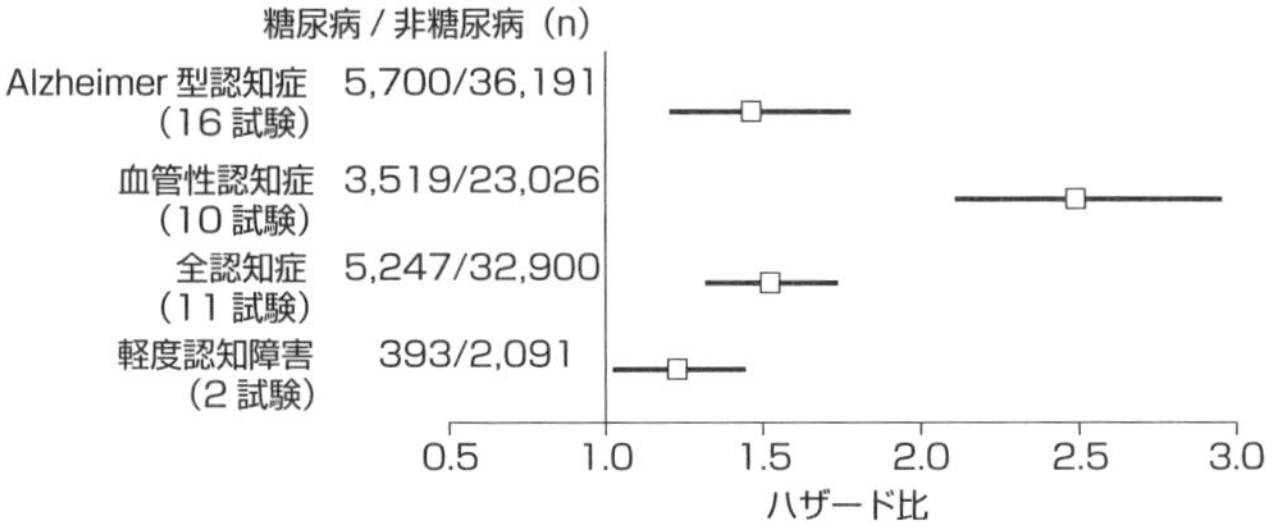

（チャンら，2012）

が7％以上をリスクとして示し、高齢者での糖尿病では7・2〜7・6％で認知症発症リスクが最も低く、7・9％以上でリスクの増加を示したと述べています。したがって、認知症発症予防のためには血糖のコントロールが必要です。

オランダのビーゼルスら（2006年）は糖尿病における認知症リスクの系統的レビューを行っています（**表10**）。10件中7件で糖尿病のない人に比べて糖尿病患者では認知症発症率が高く（1・2〜2・6倍）、このハイリスクの中にはAD、血管性認知症いずれも含まれています。

糖尿病がない人でも血糖が高くなると認知症の危険因子となります。アメリカのクレインら（2013年）は認知症のない2067人（232人は糖尿病患者）を6・8年追跡調査し、524人の認知症（糖尿病者で74人、

表10 糖尿病患者における認知症発症リスク

発表者	ベースラインでの年齢	全認知症	アルツハイマー型認知症	血管性認知症
otto	69（歳）	1.9	1.9	2.0
Brayne	84	2.6	1.4	
Yoshitake	74		2.2	2.8
Pelia	77	1.5	1.7	2.2
MaCrnight	74	1.2	1.2	2.2
Xu	81	1.5	1.3	2.2
Leibson	不明	1.6	1.6	
Luchsiugey	76		2.4	4.2
Arvanitakis	75		1.7	
Katzman	79		0.5	
Hussing	84	1.2	0.8	2.5

非糖尿病者に対する糖尿病患者の相対リスク

（ビーゼルスら，2006）

非糖尿病者で450人）が発症しました。この非糖尿病患者では先行する5年以内に平均血糖値が高いと認知症リスクが増加しました。血糖100ミリグラム／デシリットルの人に比べ、115ミリ／デシリットルの人は認知症発症率が18％多く認められます。糖尿病患者では平均血糖値の高値例はやはり認知症リスクと強く相関しています。

アメリカのアルバニタキスら（2004年）は55歳以上の824人を9年間追跡した

図14　糖尿病の有無とアルツハイマー型認知症発症

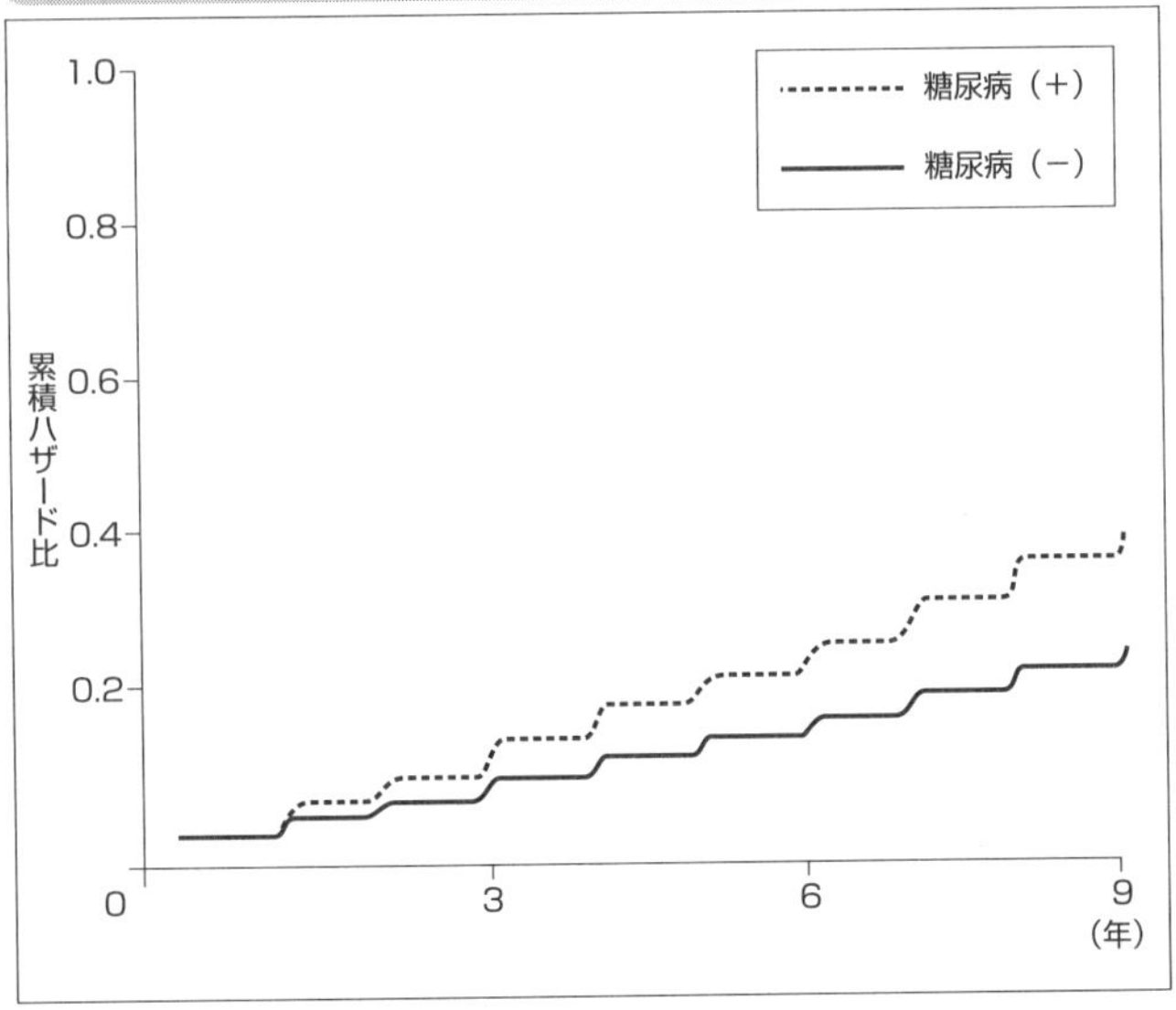

（アルバニタキスら，2004）

ところ、127例（15・4％）が糖尿病を、151例（18・4％）がADを発症し、この認知症患者のうちに糖尿病患者が31例みとめられ、非糖尿病例（120例）に比べてAD発症は65％高い結果が得られています（**図14**）。

日本の報告では久山町研究で小原知之ら（2011年）が耐糖能者（非糖尿病者）よりも糖尿病患者の方がAD、血管性認知症ともに有意に発症率が高く、とくに耐糖能検査で糖負荷後の2時間血糖値が上昇するとともに認知症発症率が上昇し、一方、空腹時血糖値では相関が見られませんでした。食後の高血糖が認知症リスクの増加を招くことから食後血糖コントロールの重要性が示唆されています。同じ久山町研究で平林直樹ら（２０１６年）は糖尿病と海馬萎縮との関連を高齢者１２３８人で検討しています。非糖尿病群に比べて糖尿病群では脳萎縮の指標である全脳容積／頭蓋内容積比および海馬容積／頭蓋内容積が有意に小さく、さらに糖尿病罹病期間との関係は期間が長くなるほど脳萎縮の指標が小さくなる傾向がみられ、中年期発症の糖尿病群では老年期発症の群に比べて指標が有意に小さくなっていました。高齢糖尿病患者は脳萎縮と関連し、その傾向は海馬で著しく、糖尿病の罹病期間が長いほど、そして老年期診断例よりも中年期診断例の方がより脳萎縮が強いことを示しています。

糖尿病治療で自己管理上、注意すべき点は低血糖の発生です。血糖が70ミリグラム／デシリットル以下になると各種の自律神経症状が出現し、50ミリグラム／デシリットル以下では中枢神経障害（精神機能低下症状）を生じます（**図15**）。特に高齢者では徐々に血糖が低下すると交感神経刺激症状が現れずに中枢神経障害の精神機能の低下症状が現れる無自覚性低血糖になります。加齢による脳血流低下、低血圧が加わるとより重篤になり、認知機能障害を起こします。大脳皮質、基底核、海馬などが障害をきたす危険があります。

図15　低血糖症状

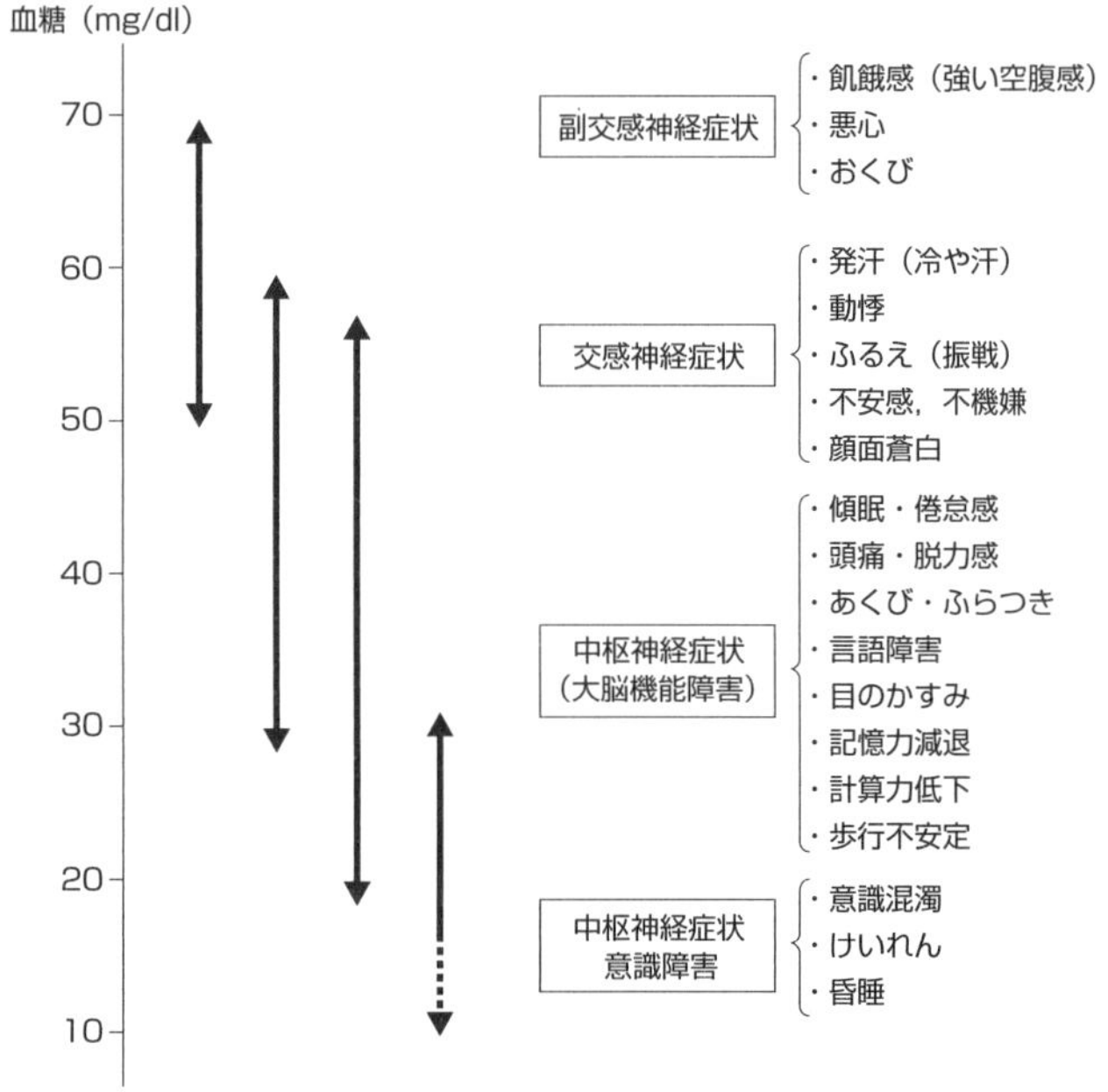

アメリカのウィトマーら（2009年）は、1万6667例の糖尿病患者（平均年齢65歳）のコホート研究により、少なくとも1回以上の低血糖発症例は1465例（8・8%）にみられ、5年以上の追跡中に認知症が1822例（11%）発症しています。そのうち250例（13・7%）は少なくとも1回以上の低血糖発作を起こし、しかも低血糖発作のなかった群と比べて発作回数の増加とともに認知症発症リスクが増大しまし

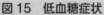

た。発症リスクは低血糖発作1回で26％、2回で80％、3回以上で94％の増加を示しました。したがって、高齢者糖尿病では厳格な血糖コントロールの有益性は少なく、むしろ低血糖による認知症リスク、さらには転倒・骨折のリスクを高め、QOL（生活の質）低下の要因にもなります。しかも、認知機能低下を伴う糖尿病患者は低血糖を起こしやすいので、低血糖リスクの低い薬剤の選択が望まれます。モデル動物実験ではアミロイドβ（Aβ）、リン酸化タウなどの蓄積減少を証明された薬剤で、低血糖リスクの少ない薬剤もあります。

糖尿病が認知症を発症させる機序については、前述のオランダのビーゼルスら（2006年）があります。それによると、

① 糖尿病は脳動脈硬化を促進して脳卒中（とくに脳梗塞）を発症させ、さらに微小血管病変を起こして潜在的脳虚血を来して血管性認知症の原因となる。

② 高血糖（糖毒性）は細胞内の酸化ストレスの増大により核酸やミトコンドリアの障害をもたらして脳の機能的器質（注：形状的性質）的異常を起こし、AD病変を生じる。

③ 長期間の高血糖はAGE（終末糖化物質）を形成し、Aβタンパク沈着やタウ形成

に関与する。

④　インスリン代謝異常がＡＤ発症に関与する。インスリンはＡβの分泌促進、そしてインスリン分解酵素と競合してＡβ分解を阻止し、Ａβ過剰により老人斑、神経原線維変化形成の促進を起こす。

以上により、糖尿病は様々な機序によって認知症発症に関わっています。さらに、糖尿病治療薬による低血糖、とくに高齢者での無自覚性低血糖は認知症の重大な危険因子です。インスリン使用者にＡＤが多い要因として低血糖がその一つに挙げられています。他に内因性インスリンの枯渇（脳へのインスリン不足）、高インスリン血症、インスリン抵抗性などが要因にあげられています。

認知症予防上、糖尿病の予防・管理はこれまで以上に重要な課題となっています。

3. 脂質異常症

脂質異常症とは血清ＬＤＬコレステロール（いわゆる悪玉コレステロール）が１４０ミリグラム／デシリットル以上、ＨＤＬコレステロール（善玉コレステロール）が40ミリグラム／デシリットル以下、中性脂肪（トリグリセライド）が１５０ミリグラム／デシリットル以上を指し、心血管病の原因となる動脈硬化の最も大きな危険因子です。さらに脳卒中の危険因子なので、血管性認知症の発症要因と考えられていますが、ＡＤの病因や病態にも深く関与しているという報告が増えています。櫻井博文ら（２０１０年）も東京医大での外来におけるＡＤ患者での併存疾患は糖尿病19％、高血圧42％、脂質異常症48％と多い結果を報告しています。

血管性認知症は脳卒中が原因で生じ、その予防は脳卒中の発症が一次予防であり、脳卒中に罹患した場合は再発（二次）予防が重要です。

スイスのブリールら（２００４年）は脂質異常症治療と脳卒中に関する試験のメタ解析を行い、冠動脈疾患の既往のない患者でスタチン治療により脳卒中発症のリスクが23％低減することを示し、ＬＤＬコレステロール低下作用のスタチンを推奨しています。しかし、コレステロールとＡＤとの関係については肯定的、否定的な論文がありますが、高コレステロール血症が動脈硬化の促進を介して脳虚血や脳の循環障害をきたし、ＡＤの危険因子となる可能性は否定できません。なお、脂質異常症がＡＤの進行に促進的に作用するかについても一定していません。ＡＤとスタチン治療との関係も有効であるという報告（シモンズら２００２年、スパークスら２００５年）や無効とする報告もあり一定していません。スタチンには血管内皮機能の改善、血栓予防、抗炎症作用など多彩な効果があり、神経保護的作用のある可能性もあります。

アメリカのリーら（２００７年）は剖検《ぼうけん》例でスタチン治療がＡＤ症例で神経原線維変化を有意に抑制していることを報告しています。

基礎的研究によるコレステロールとＡＤとの関係は、

①　試験管内実験でコレステロール上昇によりアミロイド前駆体のαセレクターゼによるα切断（Ａβが産生されなくなる）の減少

②　脳内Ａβ産出はコレステロール依存性である

③　ＡＤの遺伝的危険因子のアポＥがコレステロール運搬に作用する

④ コレステロールとスフィンゴ脂質の多い細胞質（脂質ラフトと呼ばれている）上のドメインでＡβが産生される

などが証明されています。血中コレステロールは血液脳関門を通過して脳に取り込まれることはほとんどなく、大半の脳内のコレステロールは脳で合成されるので、血中コレステロールが脳にどのように作用するのかは不明です。

高コレステロール血症とＡＤとの関係も高コレステロール血症は独立した本症の危険因子であるとする報告（フィンランドのノアコラ研究、東フィンランドのキブイベルト研究など）がありますが、アメリカのフラミンガム心臓研究などでは相関は得られていません。日本の久山町研究でも有意な相関は認められませんでした。

これまで行われてきた無作為比較試験の多くではスタチン治療が認知機能に有益であるという成績は得られていませんし、有意差があるとした2件の研究報告も対象例が少ないという欠点があります。しかし、今後、脂質異常症の治療が認知症、とくにＡＤの発症予防ないし進行予防上、新しい治療となる可能性が残っています。

4. 肥満、メタボリックシンドローム

日本での国民健康栄養調査では男女とも高齢者の肥満の割合が増加しているといわれています。とくに腹囲から推定される内臓脂肪は加齢にしたがって増加しているようです。肥満がＡＤの危険因子であることがスウェーデンの18年間の前向き調査（グスタフソンら、２００３年）で明らかにされています。79～88歳でＡＤを発症した群で９年前（70～79歳）のＢＭＩ（体格指数）は28・２～29・６であり、ＡＤを発症しなかった群では25・０～25・７で有意に高値でした。ただし、男性例は少なく有意差もありませんでしたが、女性のみ差が認められています。一方、アメリカのスチュアートら（２００５年）はホノルル・アジア加齢研究で男性１８９０例で32年間の前向き調査を行い、後半の６年間に限定してみた体重減少率は認知症発症群では０・36キログラム／年、非発症群では０・22キログラム／年と認知症群のほうが体重減少が多いという結果になりました。

日本では自治医大さいたま医療センターでの調査（大塚美恵子、２００６年）によると、ＢＭＩ25以上のＡＤは18・３％で正常対象者34・６％に比べて有意に少なかったとしてい

ます。エネルギー摂取過剰例が大半（94・5％）で、ADと著しく関連があり、空腹時のインスリン値が高く、インスリン抵抗性が多かったと報告しています。

　アメリカのヒューズら（２００９年）は老年期のＢＭＩと認知症の関係を１８３６例の対象で検討し、登録時のＢＭＩが高値であるとＡＤ発症に有意に相関し、さらにＢＭＩのゆるやかな低下も認知症リスクの低下と有意に相関しました。逆に、老年期のＢＭＩ低値、または急速な低下は特に老年期前に過体重・肥満であった人では、認知症の前駆臨床指標である可能性が示唆されました。

　フランスのカーノら（２００６年）は中年期のＢＭＩが高いと認知機能低下をきたしやすいとしています。肥満、インスリン抵抗性による神経血管系障害が関与すると考えられています。一方、イギリスのポコクら（２０１５年）は中高年期に痩せている人は認知症発症のリスクが高く、中高年期のＢＭＩ上昇に伴い、認知症リスクが低下すると報告しています。アメリカのフィッパートリックら（２００９年）は中年期と晩期での肥満と認知症のリスクを検討し、平均５・４年の追跡期間で74・７歳（平均年齢）の２７９８人（女性59％）を対象とし、65歳またはそれ以降の身長・体重を測定し、50歳時（中年期）の自己申告による身長・体重と比較しています。４８０人が認知症を発症し、ＡＤ２４７人、

図16　体重と認知症（BMI20～25を1.0とした場合）

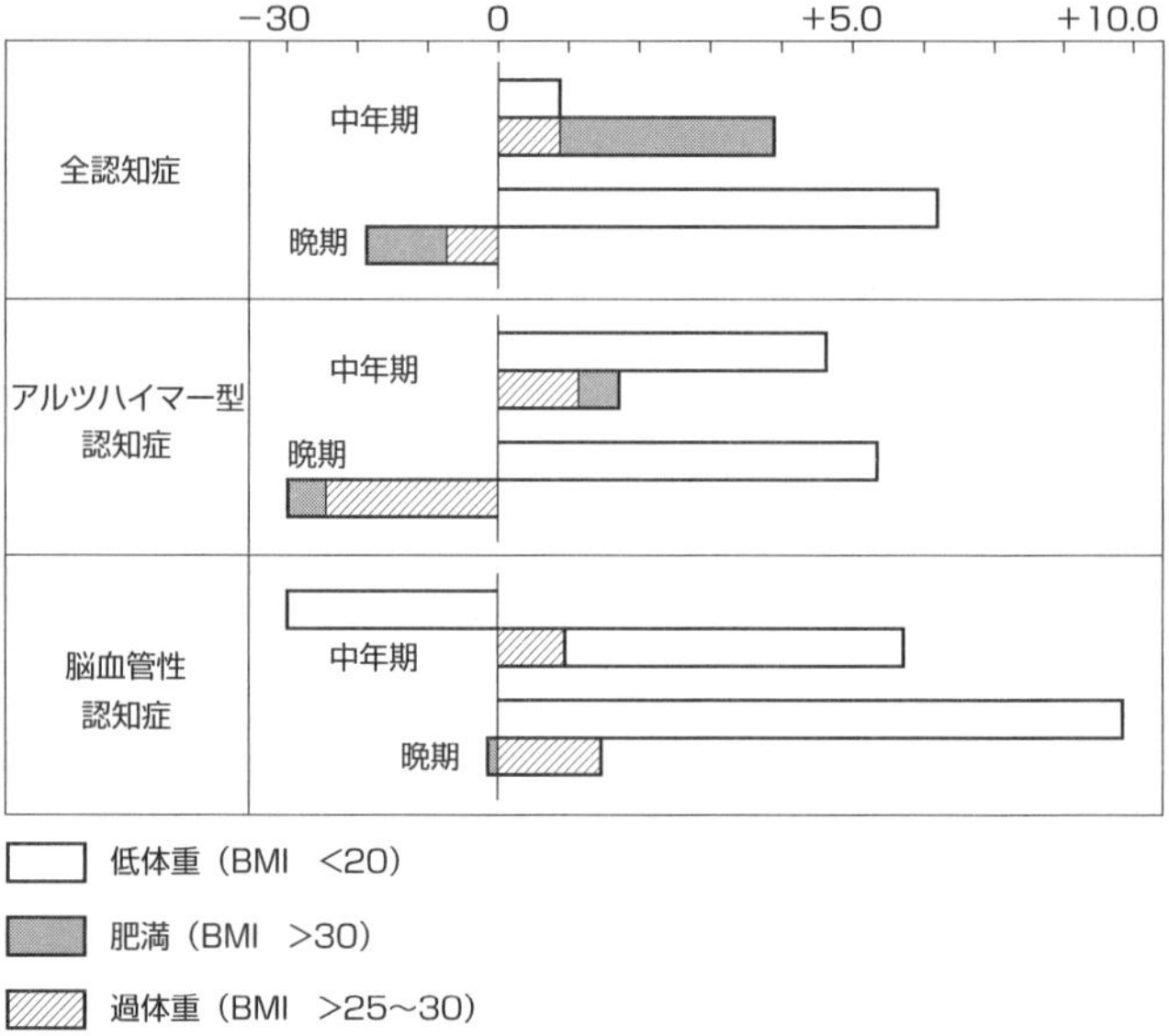

（フィツパートリックら，2009より作成）

血管性認知症（混合型も含む）213人でした。その結果（図16）、

①　中年期肥満は認知リスク上昇

②　晩期肥満は逆にADのリスクを低下させ、低体重はリスクを上昇させる

③　ADは中年期、晩期とも低体重はリスクの上昇、晩期肥満はリスクの低下

④　血管性認知症は中年期では低体重、晩期は肥満の方が良い、となりました。

アメリカのビドニら

（２０１１年）はＡＤのバイオマーカー（脊髄液中のＡβ、ＰＥＴのＡβ斑など）が早期に検出された患者ではＢＭＩが低い傾向が認められたと報告しています。

以上、中年期、老年期での低体重、肥満などの存在、およびＢＭＩの変動が認知症発症または予防に関与しています。

腹囲の増大（肥満）がインスリン抵抗性を基盤として高インスリン血症、耐糖能異常（血糖上昇）、高中性脂肪血症、低ＨＤＬコレステロール血症、高血圧がメタボリックシンドロームをきたします。高齢者のメタボは心血管病リスクに加え、ＡＤＬ低下、認知症発症と関連します。メタボと認知症の関係を調査したのはアメリカのホノルル・アジア加齢研究（カルミジンら、２０００年）が初めてですが、以後、同様の関連が証明され、メタボは認知機能低下・認知症のリスクであることは明白です。

認知症の患者はカロリー摂取が多く、たんぱく質が少なく甘いものを好む傾向があるといわれています。動物実験ではカロリー制限は生存年齢を延伸することが証明されています。酸化ストレスによる傷害を抑制するとされており、さらに活性酸素産生は脳内のＡβ沈着を生じやすくします。アメリカのルッシシンガーら（２００２年）は９８０人の高齢者を４年間追跡し、カロリー摂取量および三大栄養素摂取量を経時的に調査し、２４２人

表11　総カロリー，脂肪摂取，APOEε4の有無とアルツハイマー型認知症

平均カロリー摂取量（Kcal）	総カロリー APOEε4(−)	総カロリー APOEε4(+)	平均脂肪摂取量（g）	脂肪 APOEε4(−)	脂肪 APOEε4(+)
758	1	1	15.61	1	1
1078	1.07	1.45	26.70	1.59	1.36
1363	1.12	1.14	36.68	1.41	1.95
1870	1.06	2.27	57.49	1.15	2.31

値は認知症発症ハザード比（HR）（ルッシシンガーら，2002）

のＡＤが発症しました。四分位《しぶんい》によりカロリー摂取量が最も少ない群に比べて最も多い群の認知症発症リスクは50％増加し、脂肪摂取量でも同様の比較で40％増加しました。なお、たんぱく質や炭水化物には一定の相関は認められませんでした。さらに、ＡＤの予知因子であるアポリポ蛋白Ｅε4アレルを保有する人では、カロリー摂取量、脂肪摂取量が最も多い群ではいずれも2～3倍と極めて高い値を示し、逆にこの遺伝子アレルを保有しない群では摂取量で有意差はありませんでした（**表11**）。カルミジンらのロッテルダム研究（１９９７年）でも55歳以上の５０００人超の２年間追跡で総脂肪摂取量が最も多い群ではＡＤ発症が多い傾向がみられました。アメリカのゲーダら（２０１２年）は認知機能正常１０７０人、認知機能障害（ＭＣＩ）１６３人の合計１２３３人（70～89歳）の１日のカロリー摂取量を調査し、低・中・高の3カロリー群に層別化したところ、軽度認知障害（MCI）の有病率は低カロリー群（600〜1525キロカロリー）に比べて高カロリー群（2143〜6000キロカロリー）は2・4倍でした。前述のアポ蛋白の遺伝子型を含めて多くの因子で調整しても変わりありませんでした。1日の摂取カロリーが高いほど用量依存的にMCIリスクが高い結果になりました。

アメリカのホーら（2004年）はマウス実験で高脂肪食がインスリン抵抗性を増強し、γ-セレクターゼ活性を亢進させてアミロイド前駆体からAβを産生し、インスリン破壊酵素活性を低下させてアミロイドプラーク沈着を促進することを示しています。カロリー制限は脳内のニューロン死を減らし、神経栄養因子発現を増加させることが実証されており、摂取カロリーを制限し、脂肪過多にならないようにすることが認知機能低下防止に有用です。なお、カロリー制限は肥満の軽減、糖代謝の改善などの速効性の高い効果、そして心血管保護作用（抗動脈硬化作用）も期待できます。

なお、低炭水化物ダイエットが再考されています。糖・脂質代謝を改善させ、内臓脂肪減少にも効果がある点、老化防止的と言えそうですが、日本人は穀類（とくに米）を徹底的に減らすことには抵抗感があります。アメリカのウォルフォードが提唱した至適栄養を摂取しつつ行うカロリー制限（ＣＲＯＮ食　Calorie Restriction with Optimal Nutrition）ではＱＯＬを損なうことなく耐容可能なレベルまでカロリーを低下させることとしています。具体的には正常な体重維持のための必要なカロリー量より約３分の１低い食事をすることとしており、タンパク質は１日体重１キロあたり０・８グラムを維持しており、脂肪は総カロリーの上限20～25％に、大半は一価、多価不飽和脂肪酸を摂り、炭水化物はなるべくグリセミックインデックス（同量の炭水化物でも血糖の上がりやすさが異なり、指数化したもの）の低いもの、そして食物繊維を40～60グラム摂取することを推奨しています。したがって、カロリー制限として脂肪制限はもとより炭水化物制限も老化・肥満防止に必要であると考えられます。

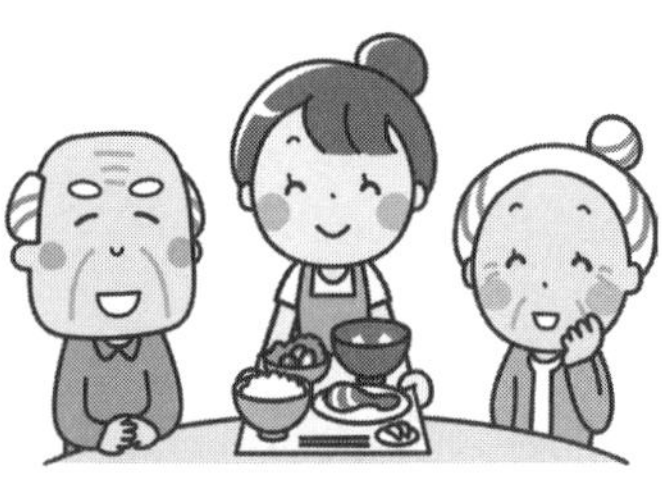

第三章　認知症の予防

認知症の予防上、危険因子と防御因子を知ることが大切であり、危険因子の中には修正可能なものもあります。前章で述べた生活習慣病（高血圧、糖尿病、脂質異常症など）や肥満の他に飲酒・喫煙などが問題となります。防御因子には食事・睡眠・運動などが関係しています。

アメリカのバーネスら（２０１１年）はアメリカ国立衛生研究所（ＮＩＨ）が発表したＡＤを含む認知症の危険因子関連エビデンスの包括的論評から、修正可能な危険因子として①喫煙②少ない身体活動③低教育④中年期高血圧⑤糖尿病⑥中年期肥満⑦うつの７因子を同定しています。さらに、最近のメタ解析のデータを用いて以上のリスクを軽減させた時に、どのくらいの認知症発症を予防可能であったかを検討しています。この７因子が関与している症例は世界で１７２０万人、アメリカで２９０万人と推定し、以上のリスクを総て10～25％軽減できればＡＤを世界で１１０～３００万人、アメリカで18万強～49万人強に減少できる可能性のあることが分かりました。とくに①～③がワーストスリーでした。

アメリカのユーら（２０１５年）はＡＤの危険因子の寄与度について、約３２０件の研究のメタ解析を行い、93種の潜在的危険因子を解析し、①肥満、②喫煙（アジア人のみ）、③頸動脈狭窄、④糖尿病（アジア人のみ）⑤低学歴、⑥ホモシステイン高値、⑦うつ病、

⑧高血圧、⑨フレイル（脆弱性）はいずれも修正可能であり、９つを総合した人口寄与リスクは全世界のＡＤ例で約66％でした。

日本では朝田隆（２０１８）が危険因子を３つのクラスに分け、

①　遺伝子的異常（一次的なもの、予防は不可能）

②　発症につながりやすい高血圧、糖尿病など（医療レベルのもの、二次的なもの）

③　ライフスタイル関連（運動、栄養、社会交流など、三次的）

としています。それぞれの危険因子として、①では遺伝子異常と加齢（最大・最強の危険因子）、②では生活習慣病、中年期肥満、うつ病、頭部外傷など、③では喫煙、高脂血症、活動量の低さ、知的刺激の低さ、社会交流の乏しさなどを挙げています。

一方、防御因子として、①は知られていない②では前述の②の危険因子のコントロール、③では運動習慣、知的活動、社会交流、バランスのとれた食事、適度の飲酒を挙げています。なお、遺伝子としてはＡＤと密接に関連する遺伝子多型であるアポＥ ε4があり、頻度は約20％と言われています。この遺伝子のε4アレルはヘテロ接合体では発症リスクは約３倍、ホモ接合体では10倍以上になります。ただし、キャリアでもＡＤを発症しない人もおります。したがって、発症予測の正確さでは保証されていません。久山町健診の前向き研究（小原知之ら、２０１１年）では本遺伝子型はＡＤの有意な危険因子で、本遺伝子を持っていない人に比べて3・4倍の発症率を示しています。なお、本遺伝子と血管性認知症との関連は明らかではありませんでした。他の新しい関連遺伝子も報告されていますが、関連は弱いようです。ただし、本遺伝子がどのような機序でＡＤに係わるのかは分かっていません。

近年、イギリスのユニバーシティカレッジ・ロンドンの研究者の解析（２０１７年）では、認知症の約35％は９つの危険因子の組み合わせに起因していることが示唆されました（図17）。

①　１８歳未満時の低教育（未就学か小学校のみ）　８％
②　中年の難聴　９％
③　中年の高血圧　２％
④　中年の肥満　１％
⑤　晩年の喫煙　５％
⑥　晩年のうつ病　４％
⑦　晩年の身体的不活動　３％

図17　修正できる危険因子の認知症への関与

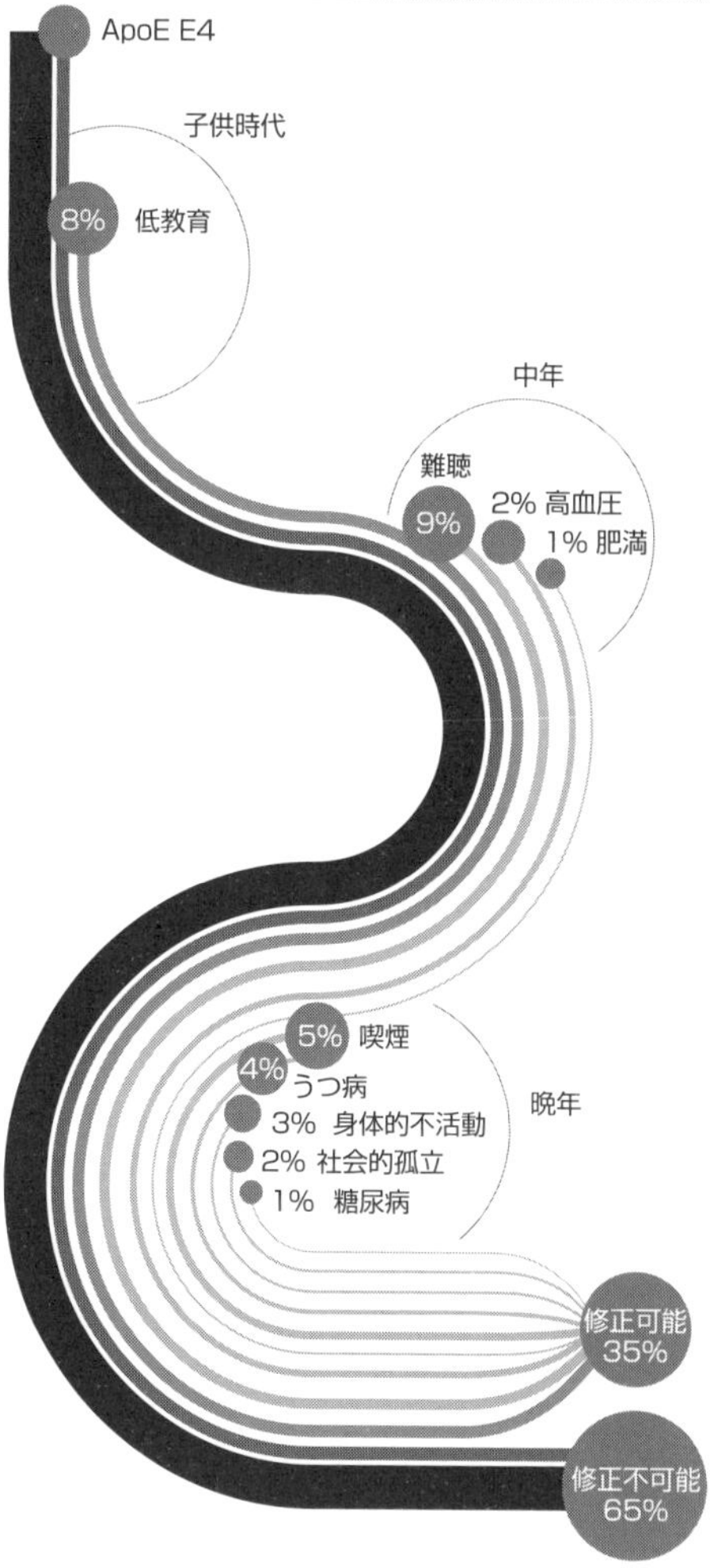

(Livingston G et al. 2017)

図 18　認知症における予防戦略のための有力な脳メカニズム

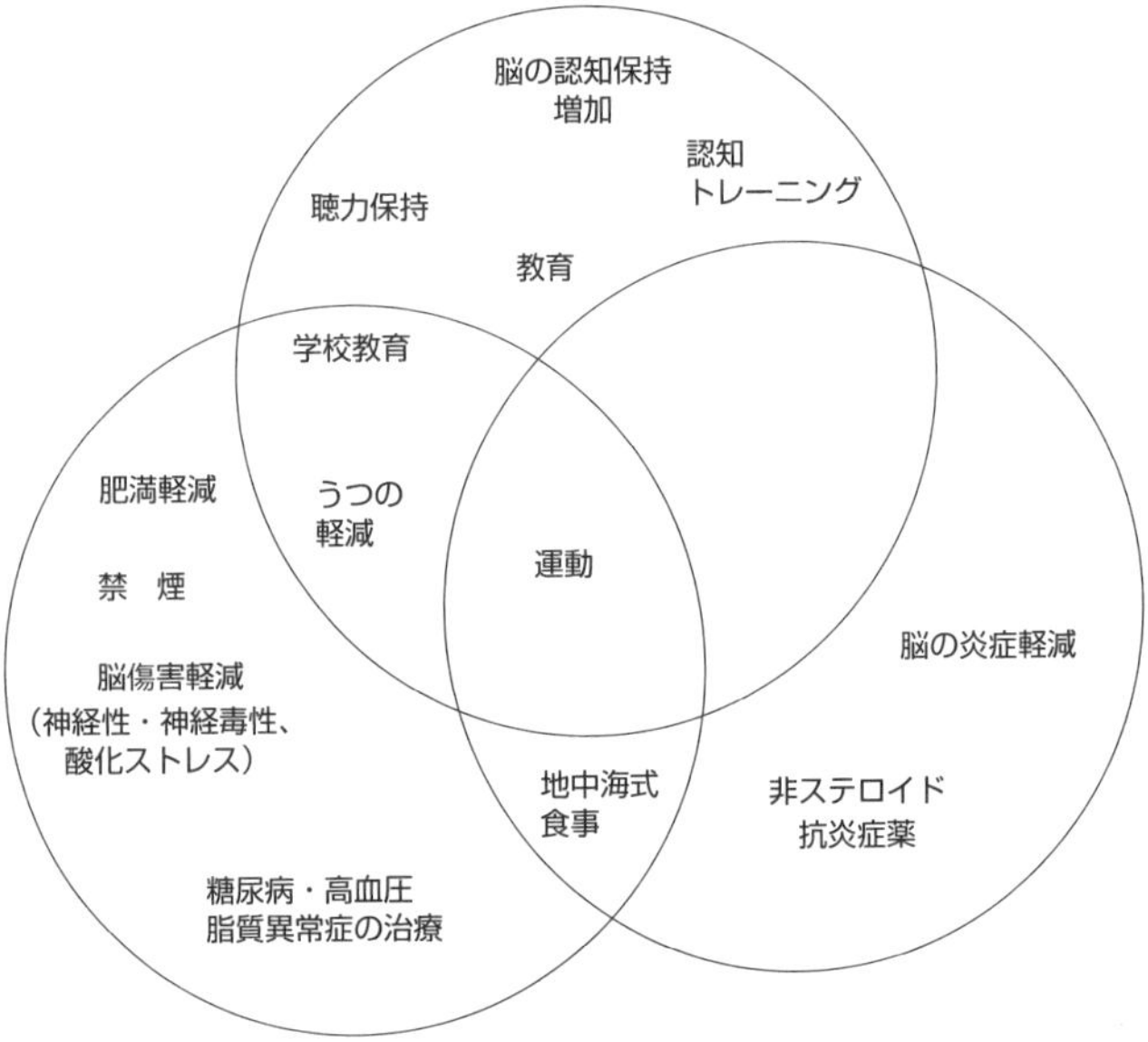

（Livingston G et al, 2017）

⑧　晩年の社会的孤立　２％

⑨　晩年の糖尿病　１％

なお、アポリポ蛋白Ｅ（ＡＰＯＥ）ε4アレルは主要遺伝危険因子で７％とされています。したがって、以上の修正可能な９つの危険因子に関する認知症予防戦略が重要となります（図18）。

1. 栄養

成人の脳は体全体の約２％ですが、エネルギー消費量は体全体の約20％であり、脳はミトコンドリアで大量のエネルギーからＡＴＰを産生し、さらにＡＴＰは脳由来神経栄養因子（ＢＤＮＦ）やインスリン様成長因子（ＩＧＦ－１）を活性化して、シナプス（神経細胞接合部）の可塑性（柔軟性）や認知機能を支えてくれます。

脳の乾燥重量の50％はタンパク質で、残りの50％は脂質で占められていますが、脳細胞の構造や神経伝達物質の原料は必須アミノ酸、リン脂質、必須脂肪酸です。必須アミノ酸の中でトリプトファンは神経伝達物質のセロトニンとなり、チロシンも神経伝達物質のドーパミンやノルアドレナリン、アドレナリンの原料となります。リン脂質は脳の栄養素として重要で、細胞膜構成成分以外にも酵素の活性化や神経伝達物質の原料や合成、神経細胞内の情報伝達物質（イノシトール三リン酸など）としても大切です。さらに、ホスファチジルコリンは脳の構成成分とともにアセチルコリン（神経伝達物質）の原料です。

細胞膜のリン脂質に含まれる脂肪酸の中で、飽和脂肪酸と一価不飽和脂肪酸（オレイン酸）は生体内で合成されますが、アラキドン酸、リノール酸、リノレン酸、ＤＨＡなどの多価不飽和脂肪酸は生体内で合成できないので必須脂肪酸と呼ばれています。脳の脂肪酸のうち、アラキドン酸とＤＨＡが50％以上を占めており、とくにＤＨＡは脳の発達や機能維持に不可欠です。

コレステロールは心血管病の原因である動脈硬化の主要な危険因子とされていますが、脳細胞の膜にはコレステロールを多く含む構造があり、情報伝達に強く関与して脳の機能維持に重要です。

オランダのダ・シルバら（２０１４年）はＡＤ患者の血清中の栄養状態を７２４件の論文でメタ解析を行い、有意に低値の栄養分は葉酸、ビタミンＡ、B_{12}、Ｃ、Ｅで、有意ではないが低値の栄養分は亜鉛、ビタミンＤ、有意性なしが銅と鉄でした。ＡＤに見られる低栄養とは関連がなく、このような微量栄養素の状態はタンパクやエネルギー栄養低下よりも先行していることを示唆しています。なお、論文数が少ないものの、カルシウム、マグネシウム、セレンでも低値報告があります。

アメリカのゴメッツ－ピニラ（２００８年）は認知機能に作用する栄養素（ブレインフード）をまとめており、どのような食材を摂取すれば良いかが分かります（表12）。

表 12 認知機能に作用する栄養素

栄養素	認知・情動に対する作用	食物源
W－3 脂肪酸 (DHA・EPA)	・高齢者の認知機能低下を緩和 ・アルツハイマー型認知症のマウスモデルでの認知機能低下を緩和	魚，亜麻仁，オキアミ，キウイ，バタナッツ，クルミ
クルクミン	・アルツハイマー型認知症のマウスモデルでの認知機能を緩和 ・齧歯類の外傷性脳傷害での認知低下を緩和	ターメリック（カレーのスパイス）
フラボノイド	・齧歯類で運動との組合せで認知機能亢進 ・高齢者で認知機能の改善	ココア，緑茶，銀杏の木，かんきつ類，ワイン（赤），ダークチョコレート
飽和脂肪酸	・高齢者で認知機能低下を悪化飼育齧歯類での認知機能低下を促進	バター，ラード，ココナッツオイル，乳製品，肉
ビタミンB群	・VB_6，VB_{12}，葉酸の補充で記憶力にプラスの効果	さまざまな自然食品
ビタミンD	・高齢者で認知機能保持に重要	魚肝，脂の多い魚，マッシュルーム，牛乳，豆乳，穀類
ビタミンE	・高齢者で認知機能低下を緩和	アスパラガス，アボカド，ナッツ，オリーブ，ホウレン草，植物油
コリン	・認知機能改善	卵黄，鶏肉，子牛肉，レバー，レタス
ビタミンの組合せ (VC，VE カロテン)	・抗酸化ビタミン摂取で高齢者の認知機能低下を遅らせる	(ビタミンC：かんきつ類，野菜など)
カルシウム（Ca） 亜鉛（Zn） セレン（Se）	・血清Ca高値は高齢者で認知機能低下を早くする ・Zn摂取減少は高齢者で認知機能低下軽減 ・血清Se低値は認知機能が低下	Ca：牛乳 Zn：かき，豆，ナッツ Se：ナッツ，魚，卵，肉，穀類
銅（Cu）	・血漿Ca低値はアルツハイマー型認知機能低下に関連	かき，牛肉，ラムの肝臓，ココア，黒こしょう，糖蜜
鉄（Fe）	・若年女性で認知機能を正常化する	赤身肉，魚，豆

（ゴメツ－ピメラ，2008）

・生活習慣病を予防・治療する食事

前述のように高血圧、糖尿病、脂質異常症などの生活習慣病は認知症の危険因子なので、若いうちから生活習慣病の予防を、罹患した場合には適切な治療が必要です。そのためにはエネルギーの過剰摂取を避けて適正体重を維持し、減塩をはじめ多くの食品から質の高い、バランスのとれた食事を摂取することが大切です。

高齢になると身体機能や運動量の低下により、摂食量も食事の質も落ちやすくなります。食事の質や量の低下は身体機能の低下のみならず、認知機能の低下を招くので、体重を減少させない十分なエネルギー摂取と様々な食品（特にタンパク質）からの栄養摂取が必要です。

・食事パターン

100歳を超える健康長寿者が人口当たり世界で最も多い地域はイタリアのサルジニア島であることが知られるようになりましたが、食生活は伝統的な地中海食です。2010

年、ユネスコに世界無形文化遺産に認定されています。この地中海食の特徴（図19）は

①　獣肉が少なく魚が多い
②　適量のチーズ、ヨーグルト
③　油脂としてのオリーブオイルを用いる
④　果物（オレンジやリンゴなど）や野菜（トマト、ブロッコリーなど）、豆類（エンドウマメなど）やナッツを毎日食べる
⑤　糖質は全粒穀物、パスタなど（グリセミックインデックスの低い食品）
⑥　水は6杯摂る
⑦　適量のワイン

で、さらに毎日の運動が加えられています。この地中海食は心血管病予防となり、健康に良いことを裏付けるエビデンスが増加していますが、ＡＤや認知機能低下の予防にも有効であることが分かってきています。

アメリカのスカメアスら（２００６年）は、ニューヨーク在住２２５８人を4年間追跡調査し、地中海食摂取群はアメリカ料理摂取群に比べてＡＤ発症が40％低いことを発表し、さらにＡＤ患者１９４人、認知症のない群１７９０人の食事の内容を調査したところ、地

図19　地中海食のフードピラミッド

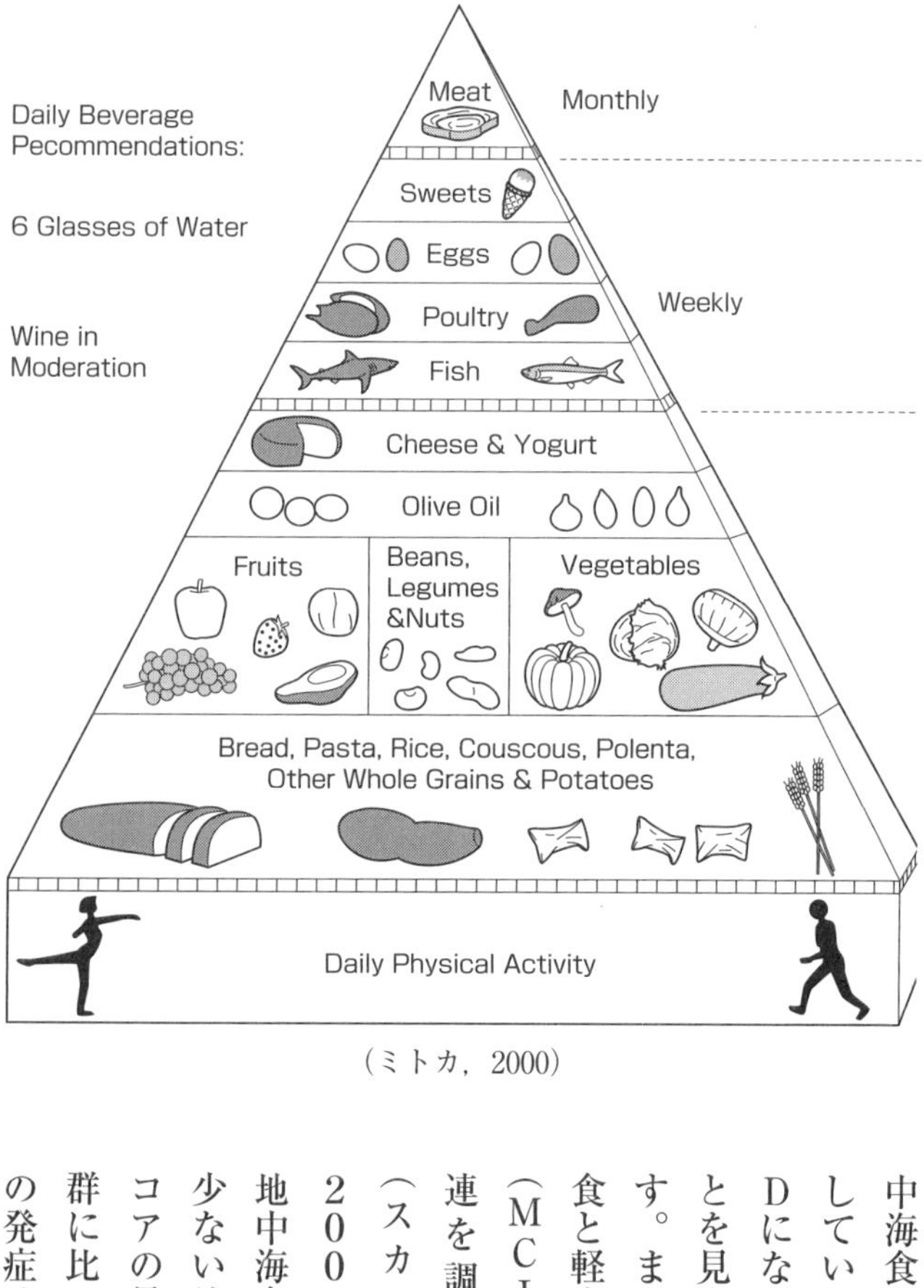

（ミトカ，2000）

中海食をよく摂取している人ほどADになりにくいことを見出しています。また、地中海食と軽度認知障害（MCI）との関連を調べた研究（スカメアスら、2009年）でも、地中海食摂取量の少ない地中海食スコアの最低三分位群に比べ、MCIの発症リスクは中間三分位群で17％、最高三分位群に比べて28％低いという結果でした。さらに、ＭＣＩからＡＤに移行するリスクは地中海食スコアの最低三分位群に比べて中間三分位群は48％減少しました。以上、地中海食はＭＣＩリスクの低下、さらにＭＣＩからＡＤに移行するリスクの低下にも有用であることが示されました。

スペインのバリス・ペドレら（２０１５年）は認知機能が正常で心血管リスクの高い４４７人（２３３人は女性、平均年齢66・９歳）を対象に神経心理学的調査と栄養介入試験を行いました。後者は無作為に次の３群に分けました。

① エクストラバージンオリーブ油（1リットル／週）補充地中海食
② ミックスナッツ（30グラム／日）補充地中海食
③ 脂肪制限を指導した対照食

約４年間追跡し、記憶機能、前頭葉機能、認知機能全般に及ぼす機能について調べたところ、③の対照食群では全機能が有意に低下し、一方、介入群（①と②）では機能が向上し、認知機能が改善しました（図20）。同様の成績はマルチネス・ゴンザレス（２０１３年）が報告しており、心血管リスクが高い男女５２２人（平均年齢74・６歳）を対象とし、前述の３群に無作為に分け、６・５年後に認知機能を評価し、軽度認知障害（ＭＣＩ）およ

図20　栄養介入群による認知機能の変化

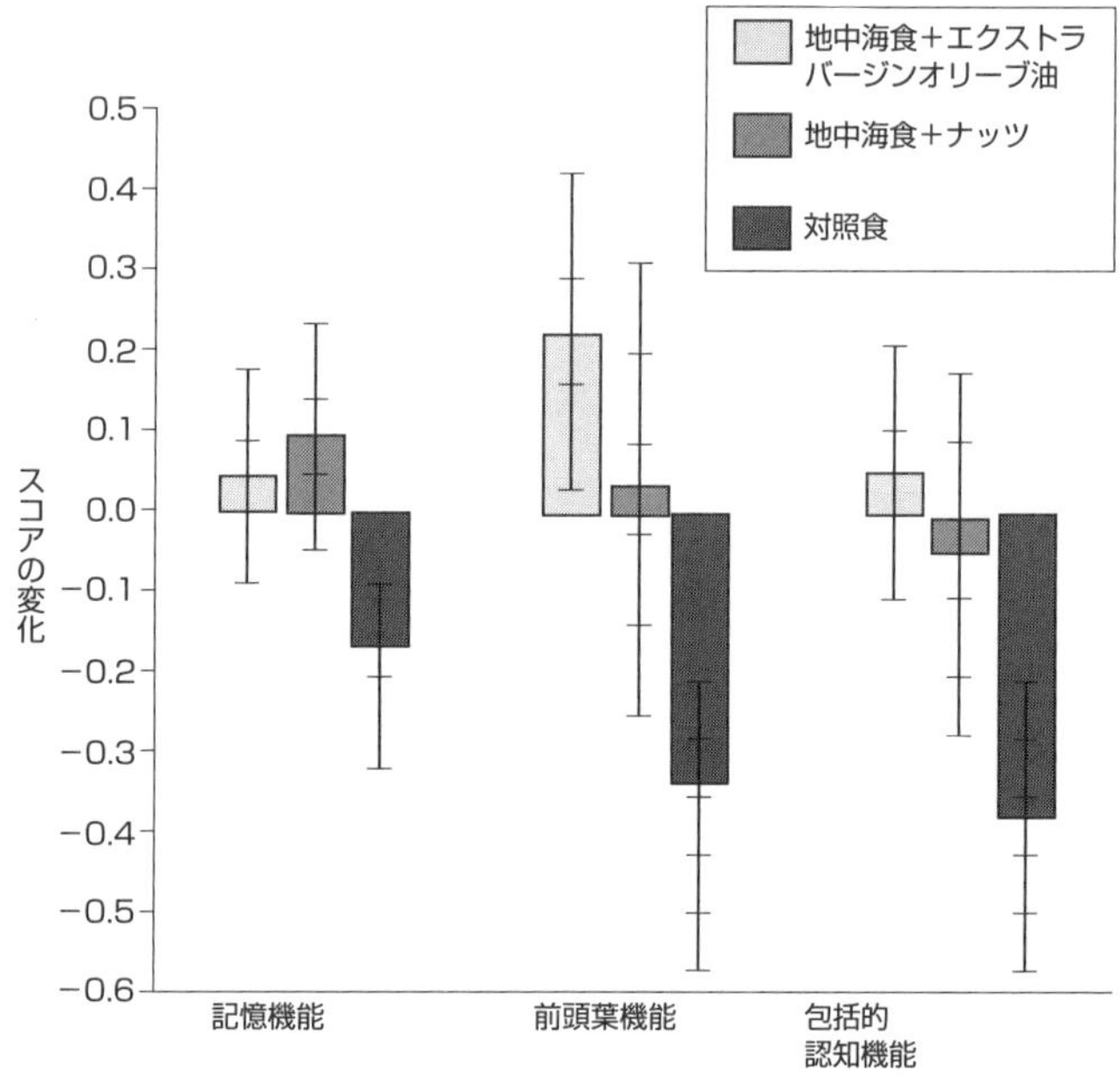

（バリス・ペドレら，2018）

び認知症発症が対照群で有意に多く、認知機能テスト（ＭＭＳＥと時計描画テスト）の平均スコアは２つの地中海食群でより高い結果になりました。低脂肪食よりも地中海食の方が脳の認知機能保護に有益である可能性が示されました。

地中海食は抗酸化作用や抗炎症作用などにより直接的にＡＤを抑制している可能性が考えられています（スカメアスら、２００６年）。ただし、日本人では地中海食を摂取する習慣がないため、日本人での地中海食の認知機能保護効果は明らかではありません。

日本人の伝統的食文化「和食」もユネスコの無形文化遺産に2013年12月に登録され、和食への注目が高まっています。日本人高齢者を対象とした代表的研究として久山町コホート研究（九州大学）、大崎コホート研究（東北大学）、NILS－LSA（国立長寿医学研究センター）が挙げられます。久山町コホート研究は福岡市の東に隣接する人口約8500人の町、久山町で過去50年間、年齢、職業、栄養摂取状況が日本の平均レベルにあることから、標準的サンプル集団と考えられ、認知症の疫学調査は1985年より、65歳以上の全住民を対象として調査が開始され、以後7年間隔で調査が継続されています（小原知之、二宮利治、2018年）。認知症発症の危険因子として、高血圧は前述のように中年期、老年期の高血圧は血管性認知症の危険因子でしたが、ADとの関連は明らかではありませんでした。糖尿病は前述のように認知症の発症率を上昇させ、とくにADの独立した危険因子でした。

防御因子としては運動習慣のない群に比べて運動習慣を有する群ではAD発症リスクが41％有意に低い結果が得られました。

表 13　認知症予防のための食事パターン

増やす食品	減らす食品
大豆・大豆製品	米
緑黄色野菜	酒
淡色野菜	
海藻類	
牛乳・乳製品	
果物・果物ジュース	
芋類	
魚	
卵	

（小原知之，二宮利治，2018）

食事パターンとしては（表13）、増やすと認知症予防に良い食品と逆に減らすと良い食品（米と酒）が認められ、この食事パターンをスコア化して四等分すると、食品パターンの傾向が強いほど全認知症の発症リスクが有意に減少しました（図21）。ただし、減らすと良い食品である米を単品でみた場合には、その摂取量と認知症発症との間に明らかな関係はありませんでした。これは一定の摂取カロリーの中で米（ご飯）の量を減らして予防効果のある他の食品（副食・おかず）の量を増やす食事パターンが良いことを示しています。特筆すべきは、増やすと予防に良い食品として牛乳・乳製品があり、摂取量増加に伴い認知症発症リスクが有意に低下しています（図22）。日本人の摂取量は欧米人

図 21 食事パターンスコアレベル別にみた全認知症発症のハザード比

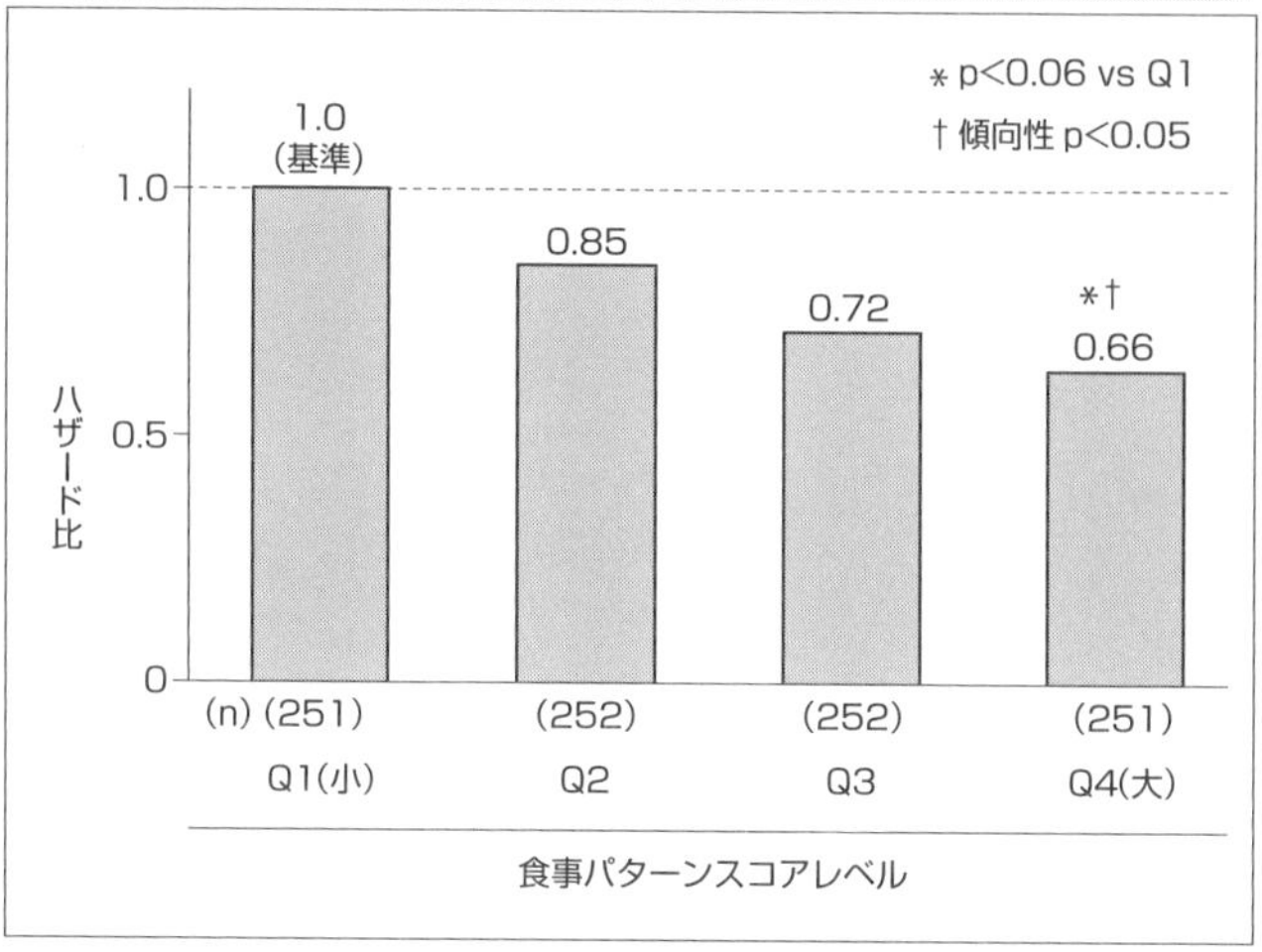

（小原知之，二宮利治，2018）

図 22 牛乳・乳製品摂取と認知症発症

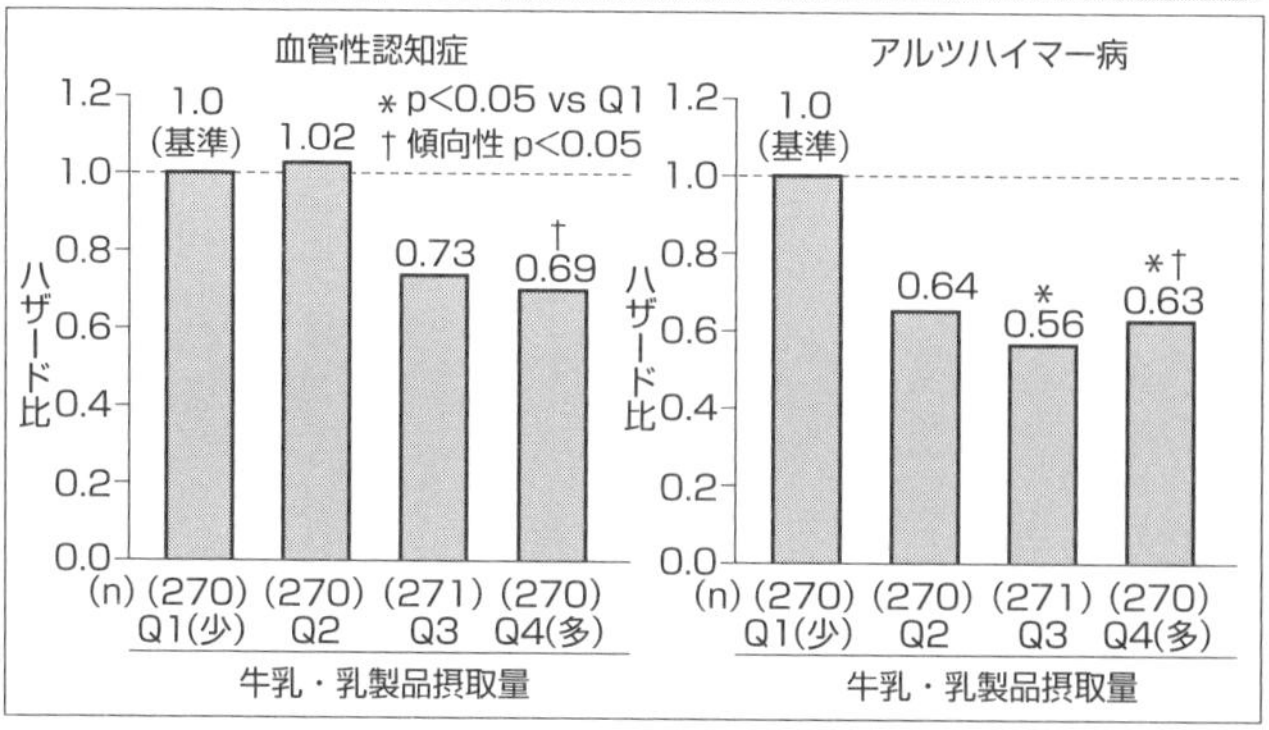

（小原知之，二宮利治，2018）

より少ないため、それらを加えた食事が有益であることが示唆されます。

大崎コホート研究（東北大学）は宮城県北部の大崎保健所管内に住む40～79歳の国民健康保険加入者全員（約5万人）を対象として1994年9月～12月に行われた調査とその後の追跡調査に基づく前向き研究です（遠又靖丈ら、2016年）。その中で大崎コホート2006研究は、大崎在住の約14400人の高齢者を5・7年追跡調査し、3種の食事パターン、

①　日本食パターン（魚、野菜、きのこ、いも、海藻、漬物、大豆食品、果物など）
②　動物性食品パターン（主として肉類・脂肪性食品、アルコール摂取）
③　高乳製品、高野菜・果物、低飲酒パターン（主に乳製品、野菜、果物）

に分類し、質問票で39の食品消費量を分析しています。その結果、①の日本食パターンでは4分位により、最高分位群では認知症リスクは20%低下しており、他の動物性食品パターン、高乳製品パターンでは有意な関連は認められませんでした（**表14**）。

NILS-LSA（National Institute for Longevity Science-Longitudinal Study of Aging 老化に関する長期縦断疫学研究　国立長寿医療研究センター）では、60～81歳の男性298人、女性272人を対象とし、栄養摂取は3日間の食事記録を、認知機能はM

表14 食事パターンスコアと認知症発症の関係

食事パターン＼スコア	1（低）	2	3	4（高）
日本食	1.00	0.95	0.85	0.80
動物食	1.00	1.09	1.13	1.12
高牛乳食	1.00	0.88	0.99	0.97

（遠又靖丈ら，2016）

ＭＳＥを用いて追跡調査しています（大塚礼ら、２０１７年）。その結果、穀類摂取を一標準偏差（１０８ｇ／日）減少するか、または牛乳、乳製品を一標準偏差（１２８ｇ／日）増加すると認知機能低下を抑制することが示されました。さらに、食事の多様性を検討したところ、食事多様性スコアが一標準偏差増加すると認知機能低下は21％減少し、さらに食事多様性スコアを四分位で比較すると、最低群に比べて最高群では認知機能低下は44％減少しました。食物、栄養を検討すると、食事多様性スコアの高い群では穀類が少なく、豆類、ナッツ、野菜、果物、魚介類、牛乳、乳製品などの食物やタンパクやミネラル、ビタミンが多い結果をみとめています。

以上、様々な種類の食物を摂取することは日本人高齢者での認知機能低下に予防的因子となる可能性が示されました。なお、久山町研究と同様、同じエネルギー摂取量でも穀類は適宜減少することが望まれます。

表15　野菜または果物ジュース摂取とアルツハイマー型認知症発症のハザード比

週１回未満	週１～２回	週３回以上
1.00	0.84	0.24

VE, VC, β－カロテンの食事摂取を考慮して調整

（ダイラ，2006）

・野菜と果物

食物の中で野菜や果物の抗酸化ビタミンは認知症の発症を遅らせますが、非ビタミンポリフェノールからも豊富な抗酸化物質が生じ、ビタミンよりも強力な神経防御作用のあることが証明されています。アメリカのダイラ（２００６年）は高齢者約１６００人での野菜・果物ジュース摂取の頻度が多くなるとＡＤ発症リスクが低減すると報告しています**（表15）**。週１回未満摂取に比べて週３回以上摂取で発症リスクが76％も低減しており、ビタミンＣやＥ、β－カロテンなどとは別に予防効果が認められています。

スウェーデンのヒューズら（２０１０年）は３７７９組のスウェーデン人の双生児を対象として30年間追跡したところ、中年期での食事中の野菜や果物の摂取が多いと摂取しないか少ない場合に比べて晩年期の認知症発症リスクが低減しています。認知症全体として27％、ＡＤとして40％の低下が認められました。

フランスのバーベルジャら（2007年）も同様に野菜と果物を毎日摂取すると認知症リスクが28％低減したと報告しています。スペインのオルテガら（1997年）は高齢者の認知機能と食事摂取の関係を分析し、総食事摂取、野菜、果物の摂取が少ない群で認知機能低下を認めています。

・DHAとEPA

日本人は50～60グラムの脂質を毎日摂取しています。脂肪酸は飽和脂肪酸と不飽和脂肪酸（前者は二重結合がなく、後者は二重結合がある）に分かれ、牛・豚・鶏などの肉類には飽和脂肪酸が多く、魚類は多価不飽和脂肪酸、とくにDHA（ドコサヘキサエン酸）とEPA（エイコサペンタエン酸）が多く含まれています。二重結合を3個もつα－リノレン酸（n－3多価不飽和脂肪酸）は緑黄色野菜や多くの種実、ナッツ、植物油に含まれています。その代謝産物がDHA、EPAです。しかし、α－リノレン酸は細胞膜にわずかしか含まれず、エネルギー源として働きますが、DHA、EPAは細胞膜リン脂質に取り込まれ機能を発揮します。とくにDHAは多く含まれ、脳と眼の網膜に多く存在します。

ＤＨＡとＥＰＡとは血圧低下作用、血管機能や脂質の改善作用、炎症抑制作用など多くの生活習慣病の予防・治療に役立っています。脳機能に対するＤＨＡの作用は、

①　シナプスの可塑性（記憶・学習の成立のしやすさ）と細胞寿命を高める

②　脳内の炎症を改善する

③　アミロイドβ産生と蓄積を低下させる

などと言われています。ＤＨＡは多くの段階でアミロイドβペプチド産生を減少させるように作用し、認知症でのシナプス消失やニューロンの機能不全に関与するインスリン／神経栄養因子シグナル欠乏や神経炎症、酸化傷害などの抑制に役立っています。しかも神経栄養因子を増加させ、神経保護に役立っています。

アメリカのコンクリンら（２００７年）は55人の健康成人で魚摂取量を三分位に分けてＭＲＩによる大脳辺縁皮質の灰白質量を調査したところ、摂取量が多いと灰白質量が増大したことから、記憶・気分・感情調節に対する効果が期待できるとしています。アメリカのタンら（２０１２年）は認知症のない平均67歳の１５７５人について、赤血球のＤＨＡ、ＥＰＡ値と認知テスト、ＭＲＩによる脳体積との関係を検討し、赤血球ＤＨＡ値は四分位で、最低値群は他の群に比べて全脳体積が少なく、かつ認知テストが低い結果が得られて

います。

川端輝江ら（２０１１年）は中高年者１０１人の６カ月間の魚介類摂取量と赤血球中の脂肪酸との関係を検討し、赤血球中の脂肪酸組成は習慣的な食事内容を反映し、さらに脳の脂肪酸組成をも反映しており、魚介類摂取量と赤血球中のＥＰＡ＋ＤＨＡ組成の相関係数は０・７と高く、体内のＥＰＡ＋ＤＨＡ値は食事からの魚介類摂取量に深く影響を受けていることが示されました。食事からの ＥＰＡと ＤＨＡの供給に関しては２０１５年の厚労省の平成26年国民健康・栄養調査では年齢の上昇に伴う魚介類摂取量の増加はみられず、少なくなる可能性が心配されます。

食事由来のＤＨＡ摂取は血清ＤＨＡ濃度とも正の相関があることが証明されています（大塚礼ら、２０１３年）。そして血清ＤＨＡ濃度が低いと10年後の認知機能低下リスクが高いこと（大塚礼ら　２０１４年）が示され、ＤＨＡを多く含む魚の摂取は認知機能低下を予防することが示唆されています。

血清中のＤＨＡ値が高いと脳内アミロイド沈着は少なく、嗅内野《きゅうないや》や海馬の体積保持に関与することをアメリカのヤッシネら（２０１６年）が発表しています。この２つの脳領域はＡＤによる影響を最も強く受ける場所でもあります。さらに彼ら（２０１７年）はＡＤ

発症の重要なリスク因子のＡＰＯＥε4キャリアでも大量のＤＨＡなどのｎ－３不飽和脂肪酸の補充で早期の記憶低下を遅延できることを示唆しています。アメリカのグーら（２０１２年）もｎ－３不飽和脂肪酸を食事で多く摂取すると血漿中のアミロイドβが低下し、ＡＤリスクの低下、認知機能低下の遅延につながることを報告しています。フランスのバーベルジャら（２００２年）は健康高齢者１６７４人につき、肉や魚の摂取頻度を調査、７年間追跡し、１７０人に認知症（ＡＤは１３５人）の発症がみられました。その結果、週１回以上魚を摂取している人は認知症リスクが31％低減していましたが、肉摂取は認知症リスクと有意な相関は見られませんでした。アメリカのモリスら（２００３年）も健康高齢者８１５人を平均２・３年追跡し、１３１人がＡＤを発症しましたが、週１回以上魚を摂取している人はそれ以下か全く食べない人に比べてＡＤのリスクは60％低減したと報告しています。なお、ｎ－３不飽和脂肪酸の中でＤＨＡのみ低下し、ＥＰＡは関連がありませんでした（**表16・17**）。

カナダのコンクェルら（２０００年）も血中ｎ－３不飽和脂肪酸低値は認知機能障害や認知症の危険因子であり、とくに血中ＤＨＡ低値は認知機能障害やＡＤを起こしやすいことを証明していますが、ＥＰＡ値には関連を認めていません。したがって、認知機能障害

表16　魚摂取頻度とアルツハイマー型発症相対リスク

	摂取なし	1～3 回／月	1 回／週	≧2 回／週
年齢調整	1.0	0.7	0.5	0.6
多変量調整	1.0	0.6	0.4	0.4

（モリスら，2003）

表17　全n-3不飽和脂肪酸，DHA，EPA（5分位）と発症リスク

	Q_1（最小）	Q_2	Q_3	Q_4	Q_5（最大）
全n-3	1.0	1.2	0.6	0.7	0.4
DHA	1.0	0.8	0.4	0.2	0.3
EPA	1.0		1.1	0.5	0.9

（モリスら，2003）

の予防上、ＤＨＡの多い魚を摂取することが重要です。

　では、ＤＨＡ、ＥＰＡはどのくらい摂取するのが望ましいのでしょうか。脂質量や脂肪酸の割合、ｎ－６、ｎ－３系不飽和脂肪酸の比率を基にすると、１日２０００キロカロリー摂取する人でその25％が脂肪で、ｎ－３系は１日に30キロカロリー摂取すればよいことになります。さらに、α－リノレン酸とＤＨＡ＋ＥＰＡを半分摂取するとして、後者は15キロカロリー摂取でよいことになり、９で割った１・７グラムが妥当な量となります。具体的には**表18**の

表18　魚とDHA＋EPA

魚	重量目安	100g可食部中のDHA＋EPA（g）	望ましいDHA＋EPA量（g）
ホンマグロ*（トロ）	刺身1切れ10g	5.0	3切れ（1.5）～4切れ（2.0）
イワシ	1尾40g	2.5	2尾（1.4）
サバ	1切れ80g	3.0	1/2切れ（1.2）～1切れ（2.4）
ブリ	1切れ80g	2.7	1/2切れ（1.1）～1切れ（2.2）
サンマ	1尾60g	2.5	1尾（1.5）
ウナギ	1串80g	2.2	1/2串（1.8）
アジ（開き）	1枚60g	1.2	2枚（1.5）

*ホンマグロ（赤身）では100g可食部中のDHA＋EPAは0.14gしかありません。従ってDHA＋EPA1.4gを摂るためには100切れも必要になります。

ような量になります。摂取法では生（刺身）のままで食べれば100%、焼いたり煮たりすると脂が抜けて約80%、揚げた場合は約50%となります。揚げる場合はできるだけn－3系（α－リノレン酸）の油を使いましょう。

飽和脂肪酸の中で長鎖脂肪酸（ミリスチン酸、パルミチン酸、ステアリン酸など）は心筋梗塞、糖尿病、肥満などの予防上、エネルギー比率として4・5～7%に目標量を限定しています。一方、短鎖・中鎖脂肪酸の高摂取は認知機能低下を抑制する可能性が見出されています（大塚礼ら、2015年）。短鎖脂肪酸（酪酸、カプロン酸など）

は乳脂肪に多く含まれ、中鎖脂肪酸（カプリル酸、カプリン酸）はココナッツ、バター、やし油などに多く含まれています。なお、トランス脂肪酸と呼ばれる加工された植物油が多くのマーガリン、植物ショートニング油、ファストフードのフライドポテト、菓子パンやクッキーといった既成の焼かれた加工食品や多くの製品に含まれていますが、トランス脂肪酸は脂質異常、糖尿病発症、血小板凝集亢進（血栓形成）など生体にまったく必要でない人工的な超悪玉物質ですから、できるだけ控えるべきです。

・抗酸化物質・ポリフェノール

認知症の危険因子の多くは酸化ストレスと関連しており、活性酸素はアミロイドβ（Aβ）の蓄積を助長するので、生体内外から抗酸化物質が必要となります。生体内スカベンジャー酵素（スーパーオキシドジムスターゼ、グルタチオンペルオキシターゼなど）には良質のタンパク質とミネラルが必要です。アミノ酸スコア（必須アミノ酸が100％に近いほど良質）が高いものが重要で、肉類、卵、牛乳、ヨーグルト、魚類、大豆類などのタンパクがすすめられます。体外からのスカベンジャー、すなわち抗酸化物質にはビタミン、カロテノイド、ポリフェノールなどが挙げられます（表19）。

ロッテルダムからの大規模な調査報告（エンゲルハルトら、2002年）では、ビタミンC、E、βカロテンにAD予防効果があるとのことでしたが、アメリカからの調査報告（モリスら、2002年）では食物からのビタミン摂取のみ予防効果があり、食物からのビタミンC、βカロテンおよびサプリメント（3成分）では予防効果は認められませんでした。デンマークのブジェフラコビックら（2007年）はビタミンA、C、E、βカロテンを単独または併用でサプリメントとして摂取した場合の死亡率のメタ解析を行い、単独でも併用でもビタミンCをのぞいて死亡率が上昇していました。他にも多くの論文がありますが、結果は不一致な点が多く、単一の成分よりも多くの種類の機能成分による相乗効果の方が期待されます。前述の野菜・果物のところで述べた通りです。

シンガポールの疫学調査（エングら、2006年）では高齢者1010人を対象にカレー摂取の頻度を3群に分けて認知機能（MMSEで判定）を比較すると、1週間に1回以上摂取する群では半年に1回くらいしか摂取しない群に比べて有意に高値でした。このカレーの黄金色のもとはターメリックで、クルクミンを含むウコンを乾燥粉末にしたものです。クルクミンには多くの優れた作用（抗酸化作用、抗炎症作用、抗がん作用、抗動脈硬

表19　食品中の抗酸化物質

		成　分	成分を含む食物
ビタミン ビタミン類似物質		A	レバー，緑黄色野菜
		B_2	レバー，魚類
		C	果物，緑黄色野菜
		E	果物，ナッツ類，緑黄色野菜
		CQ_{10}（コエンザイム Q_{10}）	魚類，豆類・肉類
カロテノイド		α-カロテン，β-カロテン	緑黄色野菜
		ルテイン	緑黄色野菜
		アスタキサンチン	サケ，イクラ，エビの殻
		クリプトキサンチン	ミカン類
		リュペン	トマト，スイカ
ポリフェノール	フラボノイド	アントシアニン	ベリー，ブドウ，赤ワイン
		フラボノール（ケルセチンなど）	ベリー，タマネギ，ブロッコリー，ニラ，セロリ，パセリ
		フラボン	
		フラバノン	
		イソフラボン	
		フラバノール（カテキンなど）	ブドウ，赤ワイン，緑茶，紅茶，ココア
		プロアントシアニジン	ブドウ，赤ワイン，リンゴ
	非フラボノイド	フェノール酸	ベリー
		ヒドロキシケイ皮酸	コーヒー豆
		リブナン（セサミンなど）	ゴマ
		レスベラトロール	ブドウ・赤ワイン
		クルクミノイド（クルクミン）	ターメリック（ウコン）
その他	含硫化合物	アリシン・イソアリイン	タマネギ，ニンニク
		スルフォラファン	ブロッコリー，キャベツ
	インドール化合物	インドール3カルビノール	ブロッコリー，キャベツ

化作用）があります。インド人は認知症の有病率が非常に低いとされていますが、インドのクルクミン消費量は1日当たり80〜２００ミリグラムと多く、その一因はクルクミンにあることが示唆されています。実験モデルでは、ＡＤモデルマウスにクルクミン５００ミリグラムを含む餌を5カ月間投与すると、濃度依存的に脳内のＡβ凝集を抑制し、老人斑の集積を43〜50％減少させています（ヤング一派、２００１年、２００５年）。

臨床面でもクルクミンを1日80ミリグラム４週間内服すると、血中のＡβ量の減少（ディシルベストロら、２０１２年）が認められています。同量内服で1時間後に注意力とワーキングメモリーの改善が認められ、この効果が1カ月継続することも報告されています（コックスら、２０１５年）。ただし、クルクミンは小腸での吸収率は１％であり、かつ血液移行量も少ないため、十分な量が脳内に移行しない可能性があり、粒子の細粒化やピペリン（黒コショウの成分）添加などで血中濃度が蓄積するなど期待される面もあります。

イチョウ葉エキスにはフラボノイド配糖体とテルペノイド（テルペンラクトン）が含まれており、抗酸化作用、抗凝固作用、血液改善作用以外にＡβ凝集やＡβ線維形成を抑制し、神経保護作用もあることをアメリカ・クリーブランドのルオら（２００２年）が細胞分子レベルで証明しています。ヨーロッパではよく処方されているようで、高齢者の記銘力や集中力、注意力などの低下防止に効果があるとされ、ドイツでは医薬品として認可されています。高齢者対象の二重盲検無作為試験では本エキスが認知症予防に有効である報告もみられますが、アメリカのディコスキイら（２００８年）は75歳以上の健常者２５８７人、ＭＣＩ者４８２人を対象に、本エキス１２０ミリグラムを１日２回投与し、約６年間追跡したものの、認知症、ＡＤの発症予防、ＭＣＩから認知症への進展防止の効果は、プラセボ群との差が認められませんでした。フランスのベラスら（２０１２年）も70歳以上の高齢者２８５４人に本エキス１２０ミリグラムを１日２回投与し、５年間の追跡調査の結果、やはりＡＤ発症予防効果はありませんでした。したがって、厳密に効果を判断するためには長期投与のさらなる臨床研究が必要でしょう。

・飲み物と嗜好品

Ａ　アルコール

飲酒量と総死亡率、循環器疾患、脳梗塞、糖尿病との関係はＪカーブを示し、適度な飲酒（アルコールとして20グラム、ビールなら５００ミリリットル、日本酒なら一合）が飲まない人に比べてもリスクが低減しています。そこで認知症予防にも同様のことが当てはまるかが関心の的です。アメリカのピータ一ら（２００８年）の少量飲酒と認知症リスクに関する23件のメタ解析の結果は、全認知症で37％、ＡＤで43％、血管性認知症で11％の低減効果を示しています。ただし、問題点として禁酒群が含まれている可能性、とくに非飲酒者の中に禁酒者が含まれている可能性があり、しかも適量飲酒者は社会経済的状態が優れていたり、適度な運動、適切な食生活もあり、飲酒のみで健康になるとは考えにくい面もあります。

飲酒量が多いほど加齢に伴う脳容積の減少が大になり（フラミンガム研究、２００８年）、中等度飲酒（週に8～14杯、アルコールで１２０～２１０グラム）でも脳容積減少の保護作用はありません。近年、適量の飲酒でも海馬萎縮など脳に悪影響を及ぼすという報告（イギリス、トピワラら、２０１７年）もみられています。

一方、アルコールの種類により、ビールではイソフムロン（イソα酸）がAβを貪食するミクログリアを活性化させるとか、ワインには抗酸化物質のレスベラトロールが存在することなど、認知症予防に良い点も指摘されています。

B 喫煙

老年期の喫煙は認知症、とくにADの危険因子であるとする国外の前向きコホート研究がみられていますが、中年期の喫煙と老年期の認知症発症の関係については報告が少ないようです。

アメリカとフィンランドの共同研究（ルサネンら、2011年）では、50～60歳の2万人以上の男女を23年追跡調査したところ、中年期に1日2箱以上の過量喫煙群は非喫煙群と比べ、認知症発症は2・14倍、AD発症は2・57倍、血管性認知症は2・72倍でした。

日本の久山町研究（小原知之ら、2015年）でも、長期の喫煙は認知症発症の危機因子であり、中年期から老年期にかけて喫煙を継続すると非喫煙者に比べてAD発症リスクは2倍、血管性認知症発症リスクは2・9倍でした（図23）。しかし、老年期になって禁煙するとリスクは減少しました。したがって、長期の喫煙は認知症発症の危険因子ですが、老年期でも禁煙によりリスクは低下する可能性があります。

C 茶・紅茶・コーヒー

緑茶には強力な神経保護作用があり、カテキンやその誘導体（化合物の分子内の一部が

図 23　喫煙レベルの推移と認知症発症のハザード比

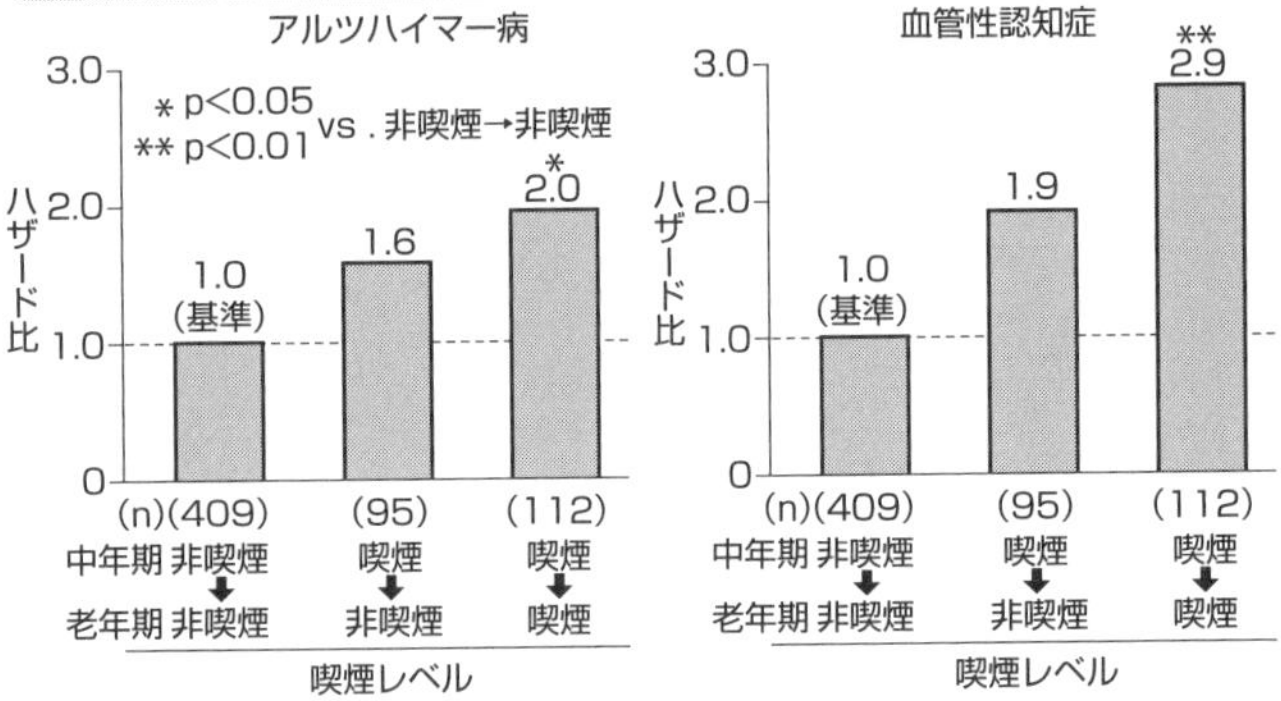

（小原知之ら，2015）

変化してできる化合物）のポリフェノール類がAβ産生を低下させることがマウスで証明されています（アメリカのリザイ・ザデフら、2005年）。70歳以上の約1000人の日本人で緑茶・紅茶・ウーロン茶・コーヒー摂取と認知機能（MMSEで判定）との関係を調査した結果（栗山進一ら、2006年）、緑茶は週に3杯以下の摂取群に比べて毎日2杯以上摂取した群では認知機能障害のリスクが54%低下しました。紅茶、ウーロン茶も同様の成績でした（図24）山田正仁（2016年）は60歳以上の723例を5年間追跡し、緑茶を飲まない群に比べて毎日飲む群ではMCI発症リスクが68%も低下したと報告しています。

シンガポールのエングら（2008年）は55歳以上の中国人約2500人を対象に認知機能（M

図 24　摂取頻度と認知機能障害

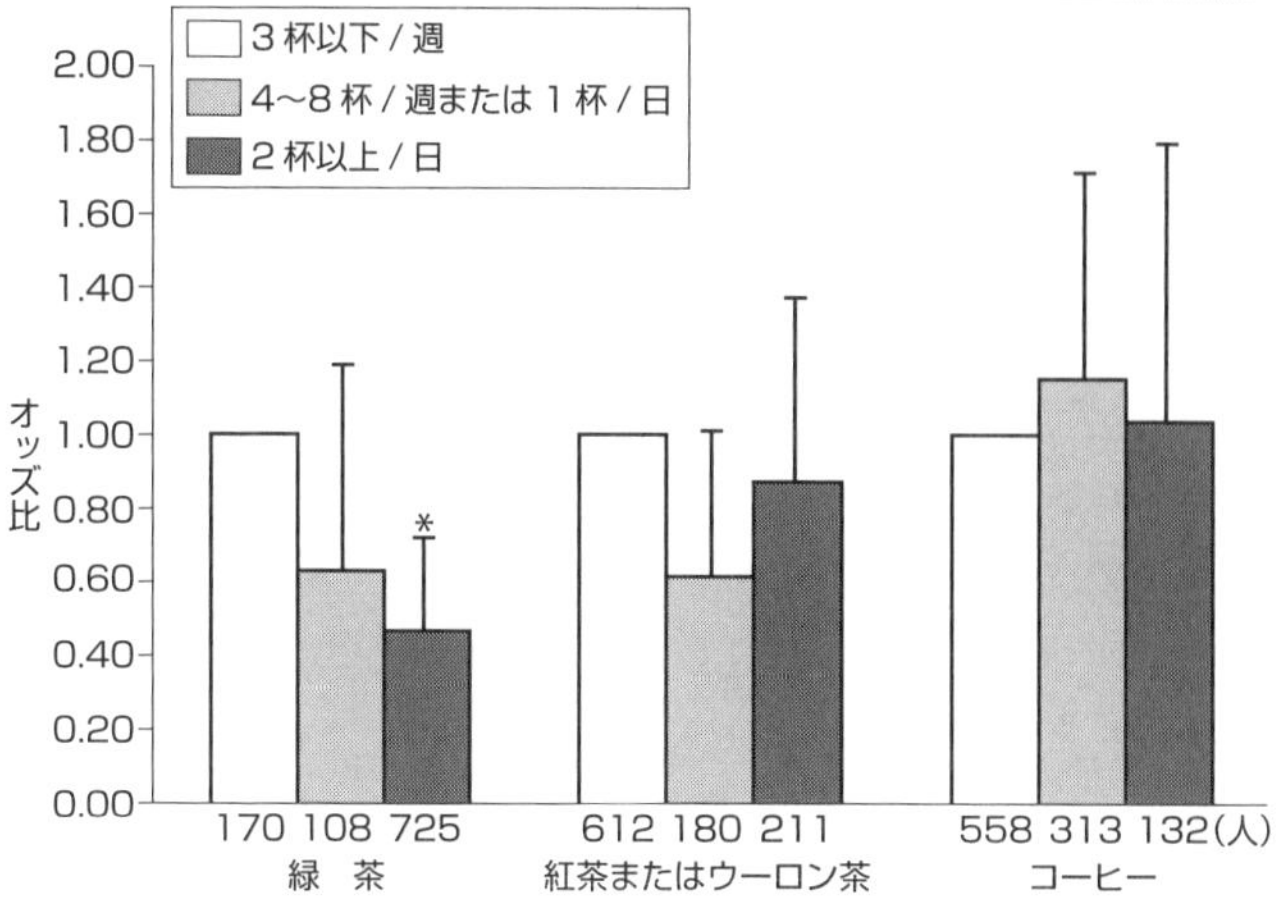

（栗山進一ら，2006）

MSE）と紅茶、ウーロン茶摂取との関係を2年間追跡し、飲まない群に比べて中等度摂取群（1日当たり1～5杯）、頻回摂取群（同6～10杯）では認知機能低下はそれぞれ22%、43%低減し、頻回に規則正しく飲むことで認知機能低下を防止することを示唆しています。フランスのリチュら（2007年）は高齢者（男性2820人、女性4197人）を4年追跡し、カフェイン摂取量と認知機能との関係を調査し、女性のみにカフェイン摂取量が多い（1日3杯以上）と認知機能低下が少なくなったとしています。

　コーヒーに関しては、前述の栗山進一ら、ユングらの報告では認知機能低下予

図25　コーヒー摂取と認知症発症リスク

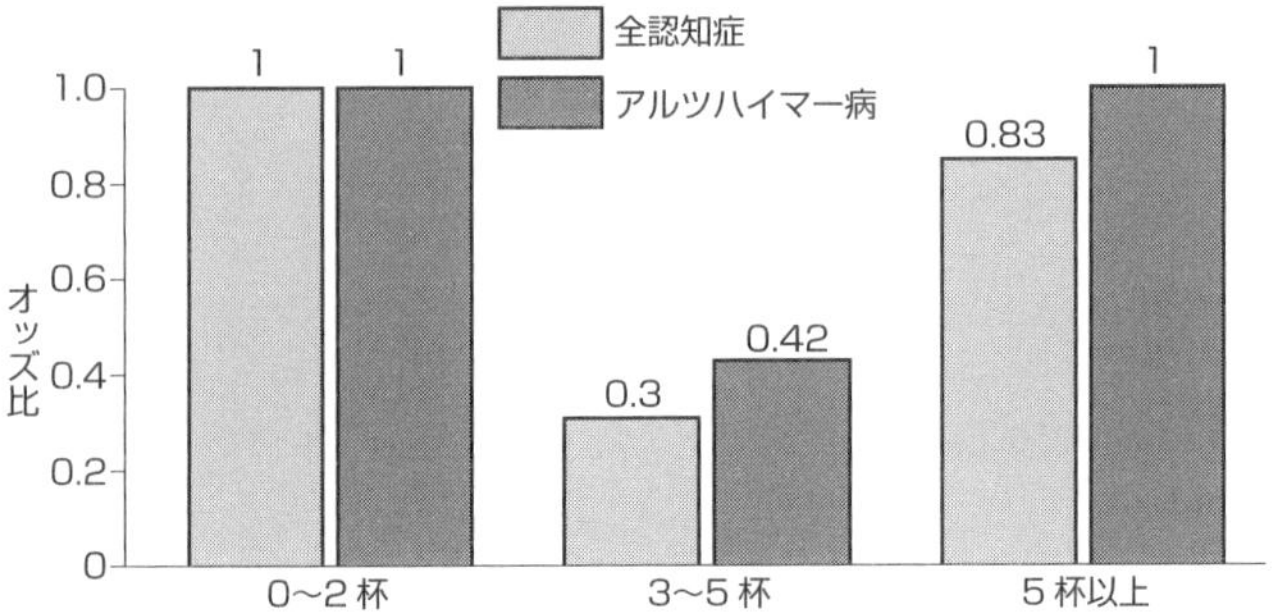

（エスケリネンら，2009）

防効果は認められていませんが、フィンランドのクオピオ大学のコホート研究（２００９年）では約１４００人の21年間の追跡調査により、コーヒーを１日２杯以下の人に比べて３〜５杯の人は全認知症、ＡＤの発症リスクはそれぞれ70％、58％低くなりました（図25）。南フロリダ大学研究（２０１２年）でも血中カフェイン濃度の２〜４年間の追跡調査で、ＭＣＩから認知症に進行した人は、ＭＣＩのままの人よりもカフェイン濃度が研究開始時に51％低く、適量のコーヒーを飲み、血中カフェイン濃度を上昇させれば認知症発症を遅らせる可能性があるとしています。コーヒーの、認知症予防に役立つ成分としては、カフェインが脳内のアデノシン受容体の働きを抑えてタウ蛋白の凝集を抑制し、クロロゲンの強い抗酸化作用およびその分解産物のフェルラ酸がＡβ産生・蓄積を抑制、トリゴネンの樹状突起と軸索部分を発達させる作用、ニコチン酸の糖・脂肪代謝促進作用などが挙げられています。なお、コーヒーは糖尿病、脳卒中の予防にも有効で、認知症予防にも繋がります。ただし、カフェイン過剰摂取は副作用もあるので、多くても1日5杯が適量とされています。

D 牛乳

久山町研究より、日本人では牛乳・乳製品の摂取量が多い集団では認知症、とくにADの発症が抑制される可能性は前にも述べました。欧米の疫学的研究では、元々欧米人は牛乳・乳製品の摂取量が多いので認知症発症に抑制的、逆に促進的に働くと成績は様々ですが、低脂肪の牛乳や乳製品摂取は認知機能低下を抑制し、脂肪分の多い乳製品（アイスクリームなど）では動脈硬化を誘発し、逆効果を示したと考えられます。前述の地中海食でも牛乳・乳製品摂取を軽度から中等度に抑えるよう推奨しています。牛乳・乳製品が認知症を軽減するメカニズムとしては、

① 脳卒中、高血圧、糖尿病の誘導を低下させる
② 認知症を抑制するミネラル（カルシウム、マグネシウム）が多い

③　ＡＤ発症の危険因子であるホモシステイン上昇をビタミンB_2が抑制

④　ホエイ蛋白など脂肪を減らし、インスリン抵抗性を改善

などが挙げられています（小澤未央、２０１４年）。

アメリカのウーら（２０１６年）は疫学的研究のメタ解析を行い、牛乳・乳製品摂取量が多いと認知機能悪化／低下を24％低減し、認知症およびＡＤ発症をそれぞれ30％、37％低減したと報告しており、とくにアジア人では、認知機能低下に関しての牛乳・乳製品摂取量が多いほどリスクが有意に低下していました（アジア系43％低下、アフリカ系29％低下、白人系１％低下）。したがって、欧米人に比べて日本人は牛乳・乳製品をより多く摂取すると認知症予防の可能性がより高くなると考えられます。近年、牛乳由来の様々なペプチドにマウスあるいはヒトにおいて認知機能の改善効果があることが示唆されており、より効果的な乳製品が産生されることが期待されています。

Ｅ　チョコレート

チョコレートには糖（脳へのエネルギー源）、レシチン（神経伝達物質アセチルコリンを作る）、テオブロミン（集中力、注意力を高める）、カテキン（抗酸化物質）など、多く

の認知機能改善物質があります。ただし、牛乳を加える（ミルクチョコ）と、牛乳タンパクとカテキンが結合して抗酸化能が半減し、しかもカテキン吸収も抑制されます。なお、紅茶も同様にミルクティーにするとカテキン濃度が低下します。

ノルウェーとイギリスの共同研究（２００９年）ではチョコレートを１日10グラム以上摂取すると、高齢者の認知機能テストで学習テスト、知覚的スピード、ＭＭＳＥが改善ないし向上したと報告しています。ただし、チョコレートは脂肪分やカロリーが高いので、１日75キロカロリー（板チョコ４分の１枚）くらいが妥当です。

2. 睡眠

睡眠は脳神経回路の再構築（記憶の向上）と脳内老廃物の除去を果たしています。疲れた脳を休めて、翌日に備えて神経を回復させるのには睡眠しかありません。睡眠中には成長ホルモン、メラトニン、コルチゾールなど各種ホルモンが分泌され、体内環境が整備されます。脳細胞の消費エネルギーは安静時でも体全体の20％も必要であり、その間、有害なＡβ老廃物を大量に生じます。脳機能保護のためには、この老廃物を脳外に除去することが必要で、この除去機能として睡眠中のグリア組織間液での排出経路があります。デンマークのネーデルガードとゴールドマン（２０１６年）は脳から老廃物を排出するこの脳内経路をグリンパティック系（グリア細胞とリンパ液流通を合わせた言葉）と名付けています（図26）。脳血管は血管周囲径に囲まれ、周囲径の内壁は血管外壁、外壁はグリア細胞の一種でもあるアストロサイトという特殊な細胞から伸びた突起の終端部です。この血管周囲径が脳のリンパ系を構成していると考えたのです。脳脊髄液は動脈周囲径からアストロサイトに流れ込み、アストロサイトから浸み出して、対流で脳組織を移動します。そ

図 26　脳の老廃物除去システム：グリンパティック系

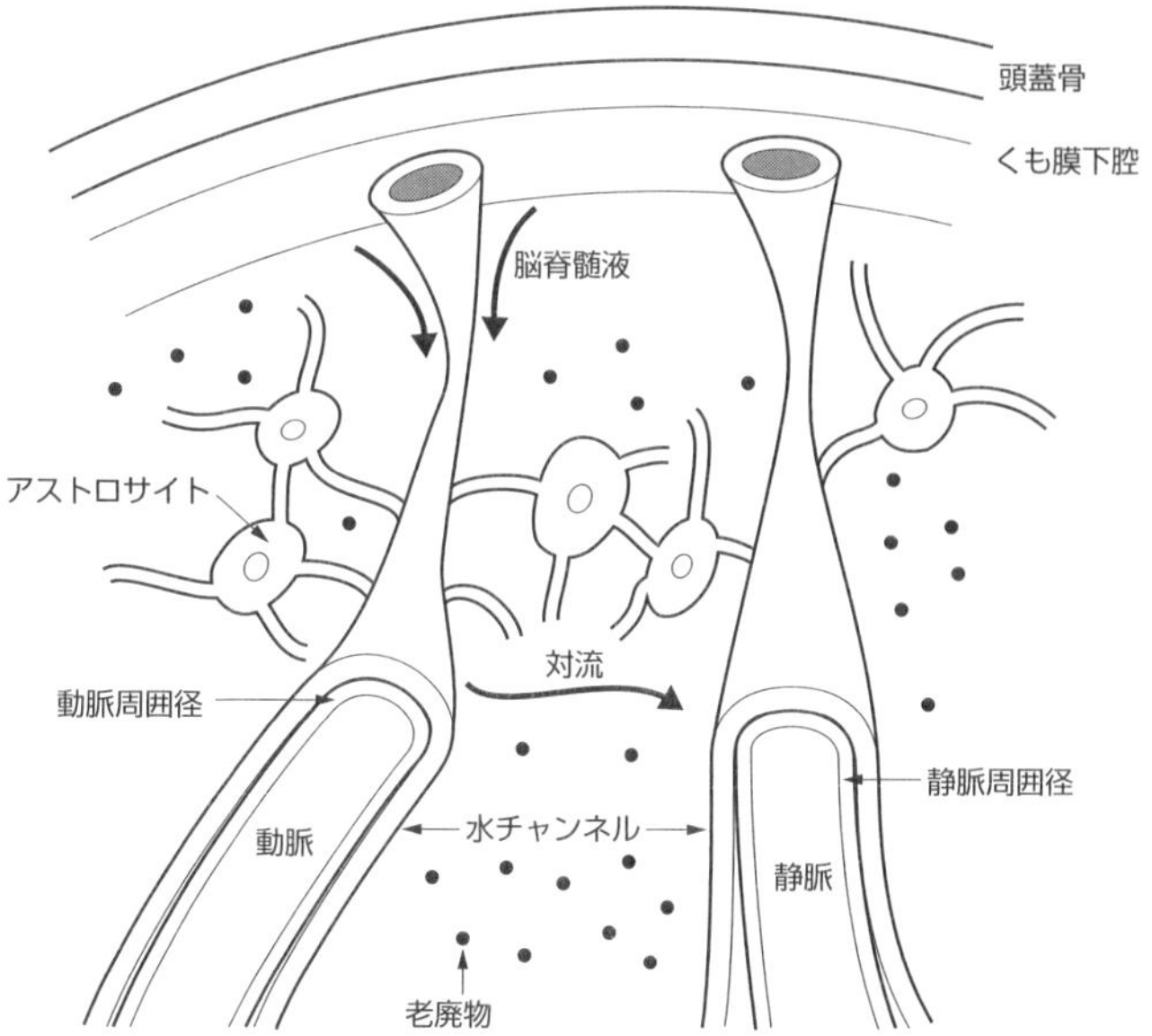

して静脈周囲径に流入し、脳から老廃物を排出します。このような、老廃物を効率よく洗い出す脳内経路（グリンパティック系）が分かり、これによって健康な脳ではＡβが除去されることを発見したのです。

ＡＤでは発症前に睡眠障害を経験することが多く、中年期の睡眠障害では認知機能低下リスクが多い傾向がみられ、認知症の睡眠障害は進行に関係していると考え、グリンパティック系がＡβを覚醒時より睡眠中に効率よく除去しているのなら、ＡＤを含む神経変性疾患の睡眠障害は病気の悪化の原因の一つである可能性があると考えられます。彼らは動物実験の結果から、グリンパティック系の流量が覚醒時より睡眠中に増えるのは間質腔の拡張で脳脊髄液が脳組織を通り抜けやすくなることを証明しました（ネーデルガード一派のザイエら、2013年）。さらに、このグリンパティック系は老廃物除去だけでなく、様々な栄養素を脳組織に送り届ける可能性も証明されつつあります。

ところで、望ましい睡眠時間と質に関しては、脳内のAβ沈着量と関連することをアメリカのスピラら（2013年）が報告しています。睡眠時間を4段階（5時間以内、5～6、6～7、7時間以上）に、質を5段階（完全熟睡、熟睡、平均的、熟睡できない、全く熟睡できない）に分けて、PET撮影によるAβ沈着を評価したところ、睡眠時間が1段階下がると沈着が0・08ポイント増加、つまり睡眠時間が短いと沈着が多く、睡眠の質が1段階下がると沈着がやはり増加、つまり、睡眠の質が悪いとAβの沈着が多いという結果でした。同じアメリカのウェストウッドら（2017年）は高齢者の9時間超の睡眠時間群は9時間以内群に比べて認知症発症リスクが2倍となり、かつ脳の総容量も小さく、実行能力低下が多かったとしています。すなわち、高齢者の睡眠時間延長は認知症リスクを上昇させる可能性があるとしています。

アメリカのジューら（2013年）は45歳以上の成人を対象としたAD初期段階発症と睡眠との関係を検討し、睡眠効果（睡眠時間／臥床時間の％）が悪い群は脳脊髄液中のAβ値（脳内のAβ沈着の代用）が正常群に比べ、最大5・6倍になっています。さらに、頻回のうたたね、具体的には週に3回以上の長い昼寝だとAβ値が高く、アメリカのレングら（2018年）が昼寝時間が長いほど認知症リスクが高いとの報告と一致しており、昼寝は30分以内が安全のようです。要は睡眠の質が悪いことがAD前状態に関与している可能性が指摘されました。そして彼らは睡眠時間と認知症とのメカニズムの相関図を示しています（図27）。

睡眠と加齢の関係上、興味深いデータがあります（横山英世ら、2010年）。男女とも1日に6~7時間睡眠する人が最も長生きで、8時間以上でも6時間以下でも寿命が短いと示しています（図28）。睡眠の質も重要で、10分で深い睡眠が獲得でき、中途覚醒の回数が少ない睡眠が質の良い睡眠です。睡眠の質を良くするには、適度な運動、朝食を摂る、寝る前の飲酒、喫煙、カフェイン摂取を控える、睡眠環境を整える（静かで暗い、適度な温度と湿度）、午後の軽い仮眠（短い昼寝）、睡眠薬を控える（睡眠薬の連日服用者は非服用者よりも死亡率が25％高いという報告がある）などが挙げられます。

図 27　睡眠障害とアルツハイマー型認知症（AD）との関係

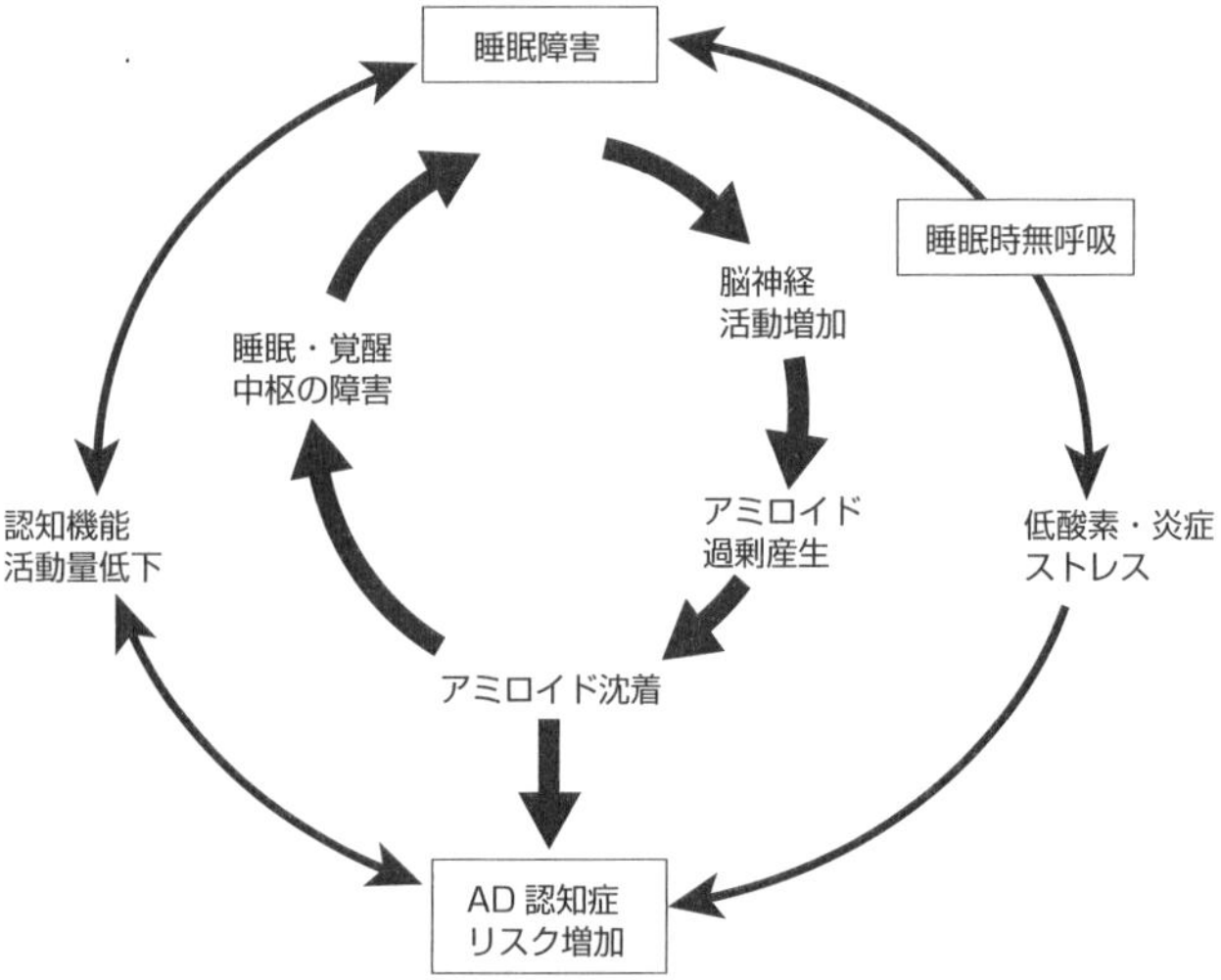

（ヨー・エルら，2013）

図 28　1日の睡眠時間と寿命

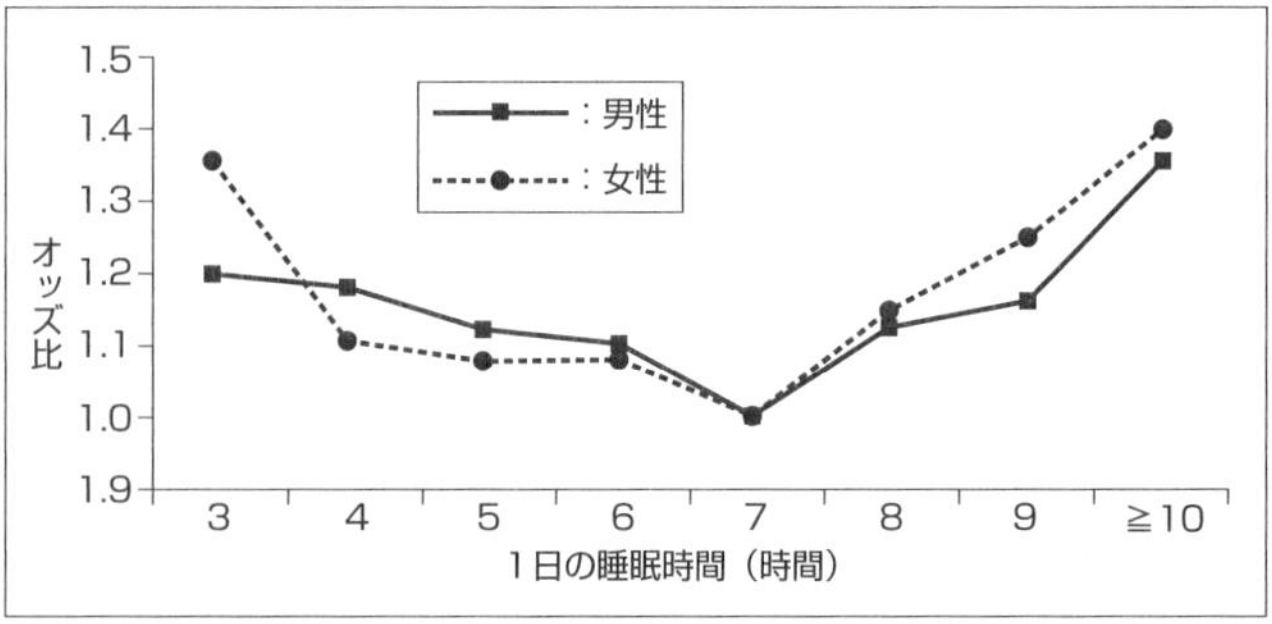

男性：n＝480,891，女性：n＝636,095
睡眠時間が7時間の人が長生きする。睡眠時間が8時間以上でも6時間以下でも，死亡の危険性が高まる。

（横山英世ら，2010）

3. 教育・学歴

欧米では低学歴はAD発症リスクを上昇させるとの考えが定説になっています。アメリカのスターンら（1994年）は60歳以上の593人を追跡し、教育・職業を高低に分けると認知症発症の相対リスクは高教育者に比べて低教育者は約2倍、高職業者に比べて低職業者は2・25倍、両方低い場合は2・87倍であったと報告し、高い教育歴の人や知的に複雑な職業に従事している人は認知症発症率が低いと述べています。アメリカのミシガン大学研究グループ（2017年）の報告では、認知症有病率は2000年に11・8%から2012年に8・8%と有意に低下し、教育年数別に見ると、認知症発症リスクは12年未満の群を1・0とすると、16年以上では0・27と約4分の1に低下しています（図29）。つまり、教育年数の延長が認知症の有病率の低下要因の一つと考えたのです。フラミンガム研究（2016年）でも30年間で認知症有病率が10年あたり約20%低下したと報告し、有病率低下は最終学歴が高卒以上の者でのみ認められています。日本でも久山町研究を含めた前向きコホート研究のメタ解析で、低学歴はAD発症の有意な危険因子とされています。

図29　教育年数別に見た認知症発現のオッズ比

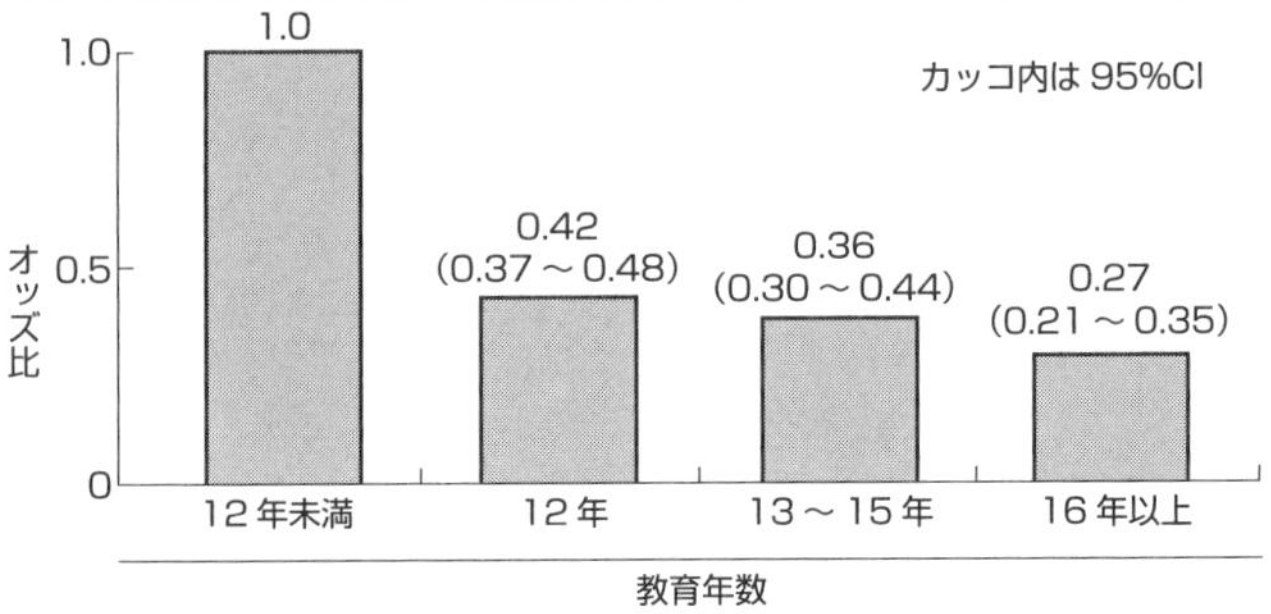

（ランガら，2017）

教育・学歴が認知症リスクに関する理由として、高い教育を受けた人は健康に関する情報に対して理解力が高い、高学歴者が高収入者と考えると医療機関を利用しやすく、危険因子の管理が十分できる、高い教育を受けたこと自体が認知症抑制につながると考えられます。しかし、高学歴であるということではなく、教育経験を生かして一生を通して脳を使い続けることが大切です。アメリカのベネットら（２００６年）の聖職者研究では、死亡直前まで認知機能障害のなかった高齢者の剖検結果より、37％はＡＤと病理診断されていました。これはＡＤの病理変化に対抗できる力（予備能）を持っており、高い知的活動で神経細胞を賦活化させて認知症発症を遅延させていたと述べています。言いかえれば、器質的な神経病理学的障害があっても脳機能を遂行するために残っている脳内回路網を働かせて、認知機能を維持する力が認知症予備能と言えます。

ベネットらのグループ（２００２年）も認知症のないカソリックの修道高齢僧を対象に、一般の認知活動（テレビ、ラジオ視聴、新聞・本を読む、ゲームを楽しむなど）の頻度と認知機能の関係を調査し、高頻度の認知活動者はＡＤ発症頻度が低く、認知機能低下速度も抑制されたと報告しています。日本では岩佐一《はじめ》ら（２０１２年）の５年間の前向きコホート研究があり、70歳以上の高齢者５６７人の余暇活動（趣味・社会的活動）と認知機能（ＭＭＳＥ）低下の関係を検討し、無趣味が独立して認知機能低下と関連し、一方、社会的・身体的活動と認知機能低下との間には関係を見出せませんでした。晩年期の趣味が認知機能の維持に寄与しています。

4. 性格・主観年齢

心理的なストレスはヒトや動物で海馬での神経変性をきたすと言われてきました。さらには、自律神経や下垂体、副腎皮質系に影響を与え、心疾患や感染症、老化に関連します。

性格は長い間、個人のストレスレベルやストレスに対応する能力を反映すると考えられてきました。スウェーデンのワングら（２００９年）は、認知症のない78歳以上の５０６例について性格とライフスタイルの調査を６年間追跡し、認知症（１４４例）発症との関係を検討し、性格は苦悩的（神経症的）傾向と刺激要求性（外向性）を検討しました。前者は精神的に情緒不安定で消極的になりやすく、ささいな問題に対して逃避的傾向がみられるのに対し、後者はリラックスして冷静で、自己肯定的で外交的な人では社会的、活動的、楽観的です。その結果、苦悩的傾向の人に比べ不活発、または社会的に孤立したライフスタイルでもリラックスしている人は認知症リスクが49％低く、外交的な人でもリラックスしている人の方が49％低く、社会的に孤立した人でも苦悩的な傾向が低い、つまりリラックスしているだけでも認知症リスクは低減するようです。同じスウェーデンのジョハンソンら（２０１４年）も平均年齢46歳の女性８００例について神経症的傾向と外向性を評価し、ストレスの頻度を６段階に分類し、追跡調査しています。その結果、中年期の神経症的傾向の強さとＡＤ発症リスク上昇との間に有意な相関が認められ、スコアによる四分位では、最低群と比べて最高群では発症リスクが２倍になりました。一方、外向的性格でかつ有害ストレスを感じにくい群では発症率は13％、内向的性格でかつ有害ストレスを感じやすい群では25％と最も高い値でした。中年期の有害ストレスと精神的ストレスとがＡＤ発症を増大させていると言えます。

フィンランドのノイボーネンら（２０１４年）は高齢者６２２例についてシニシズム的不信（他人は利己的な関心によって動機づけられていると考える、つまり他人への不信感が強い心理的特性）に関して敵意スケール（ほとんどの人は出世のために嘘をつく可能性がある、誰も信じない方が安全であるなどの項目）で評価しています。８・４年の追跡期間中に46例の認知症が発症し、シニシズム不信スコアの最高三分位群では８・５％、最低三分位群では４・２％認知症を発症し、心理社会的または行動学的危険因子が認知症予防のための修正できる因子であり、考え方をポジティブに変えれば生活の質が改善し、認知症を予防できる可能性があるとしています。

これまで孤独感が認知機能低下やAD発症リスクに関係するとの報告が見られていますが、アメリカのドノバンら（２０１６年）は認知機能正常の高齢者79例を対象に孤独感と脳アミロイド蓄積（ＰＥＴで測定）との関連を検討し、アミロイド陽性群は陰性群に比べ、孤独感を抱く頻度が「時々」または「頻繁」である確率が７・５倍と高く、社会的孤独性はＡＤ発症前の　ＭＣＩよりもさらに前の段階でみられる初期症状の可能性、または孤独感のある高齢者はアミロイド蓄積が進行する可能性が示唆されます。

主観年齢は暦の年齢に比べて老けて見えるか、若いかと感じる年齢で、高齢者では認知機能に関与していることが多くの研究から示唆されています。フランスのステファンら（２０１４年、２０１７年）は主観年齢が若い人は実年齢と独立して10年後も優れたエピソード記憶と実行機能を持っているとし、さらに主観年齢が高い（老けて見える）と記憶が４年間に急低下することを予知できるとしています。さらに彼ら（２０１７年）は認知機能障害のない高齢者５７４８人を対象として、主観年齢、認知機能を予め調査し、２～４年の追跡中に正常機能群、認知症でない認知機能障害群、認知症群の３群に分け、主観年齢が高いと低い場合に比べて認知機能障害が18％増加し、認知症が29％増加したと報告しています。デンマークのクリステンセンら（２００９年）も見た目の年齢を高齢者の双生児例で検討し、双生児でも見た目で老けている方が先に死亡しており、主観年齢が老けていると生命予後が悪いことが明らかにされています。

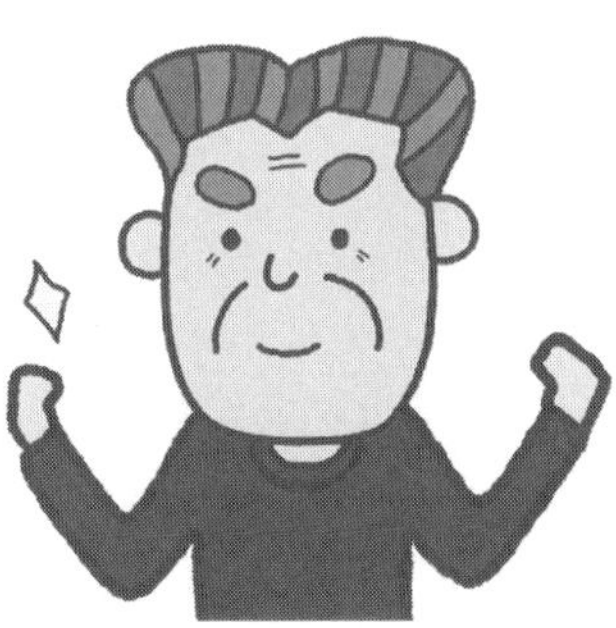

5. 難聴

難聴は加齢とともに増加し、55歳以上の32％には難聴があり、65歳以上の3分の1に両耳の軽度以上の難聴があると言われています。難聴は年齢、国を問わず多くの人が直面する機能障害で、コミュニケーションが阻害され、社会活動の妨げになったり、うつや孤立、さらには認知機能低下にまで影響するとの研究報告が多くみられます。前述の認知症発症率に寄与する9要因（図17）では、最も寄与度が高かったのは中年期の難聴でした。中年に認知機能が正常でも難聴があると、9～17年後には認知症リスクは1・94倍になると報告されています。アイルランドのロウフレイら（2017年）は、36件のコホート研究と横断研究を抽出してメタ解析を行い、聴力と認知機能、認知障害、認知症との関連を検討し、加齢は難聴があると認知機能（実行機能、注意、流暢性、推論、ワーキングメモリー、エピソード記憶、遅延再生、即時再生など）の低下が有意に認められました。さらに、認知症と難聴に関しても関連が認められました。

難聴の原因は騒音、遺伝、感染、耳鼻薬剤、疾患、加齢など様々ですが、WHOは全難

図30 WHOの2015年国際耳の日 International Ear Care Day キャンペーン "Make Listening Safe"

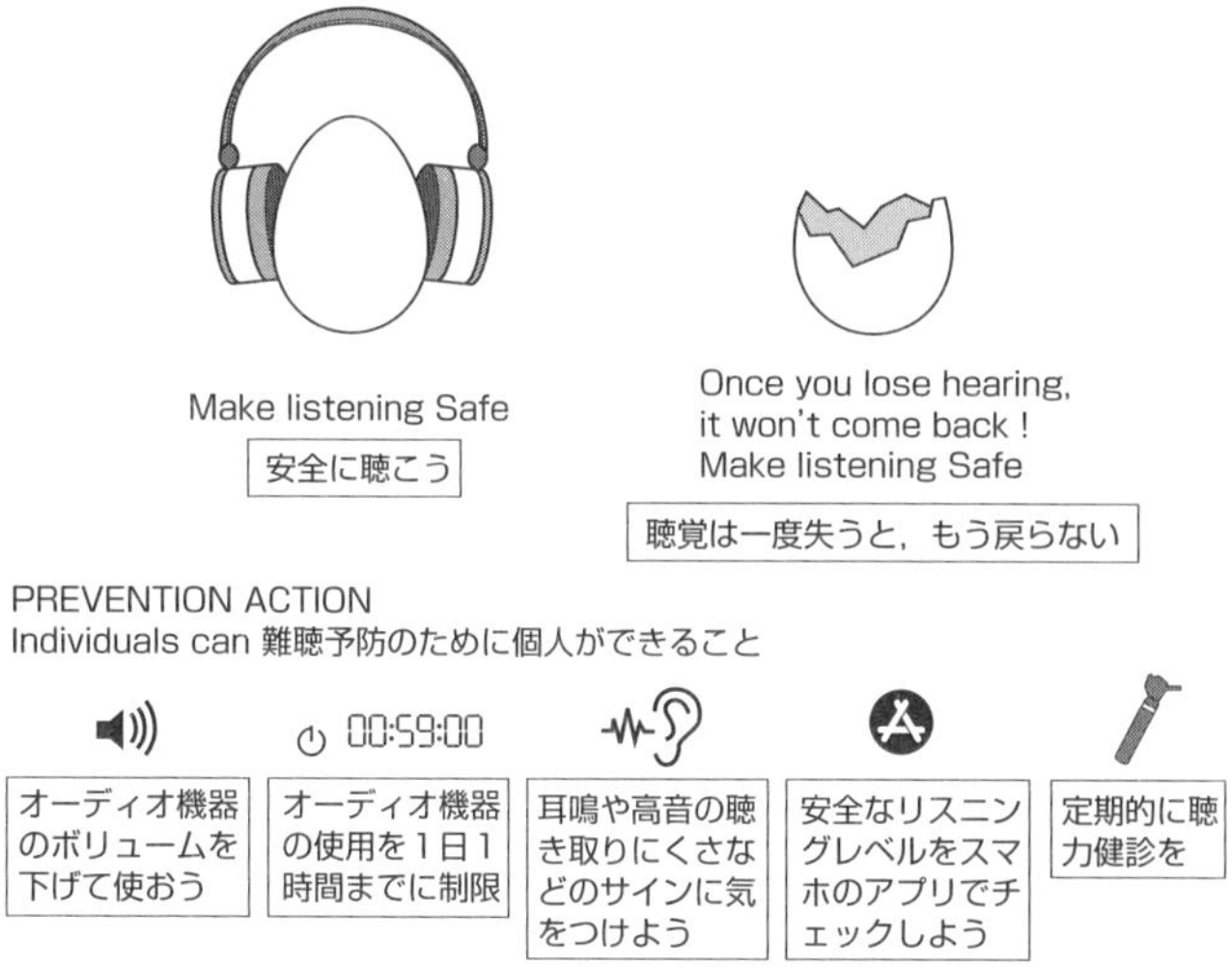
Make listening Safe
安全に聴こう
Once you lose hearing, it won't come back ! Make listening Safe
聴覚は一度失うと，もう戻らない
PREVENTION ACTION
Individuals can 難聴予防のために個人ができること
00:59:00
オーディオ機器のボリュームを下げて使おう
オーディオ機器の使用を1日1時間までに制限
耳鳴や高音の聴き取りにくさなどのサインに気をつけよう
安全なリスニングレベルをスマホのアプリでチェックしよう
定期的に聴力健診を

聴者の約2分の1は回避可能であると推計し、難聴予防のための啓発活動を推進しており、2015年のテーマは"Make Listening Safe"（安全に聴く）でした（図30）。デリケートな耳の健康保持には、日頃から耳を労わり、大切に守る努力が必要です。内耳の感覚細胞や神経は再生しないため、難聴を回復させることは難しく、補聴による聴覚の獲得が必要です。難聴者に対して補聴器を使用したトレーニングで認知機能を向上させることが期待されます。補聴器使用群と非使用群に分けて検討し、前者でコミュニケーション機能、認知機能、うつ傾向が改善した報告（アメリカのマルロウら、1990年、フランスのアミーバら、2015年）もあり、補聴器装着により認知症の予防または認知機能低下の抑制が期待されます。

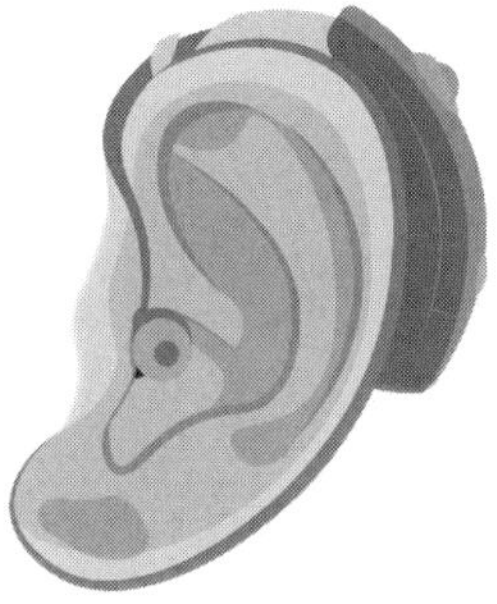

6．薬剤

ＡＤをはじめとする多くの認知症は、薬物による根本的治療は今のところ、残念ながらありません。認知機能障害に対する薬物療法として、コリンエステラーゼ阻害薬（ドネペジル、ガランタミン、リバスチグミン）とＮ－メチル－Ｄアスパルテイト（ＮＭＤＡ）受容体拮抗薬（メマンチン）の４剤がありますが、根本的治療薬ではなく、ＱＯＬの維持、向上に注目して用いられています。つまり、症状改善薬であり、脳内の病理変化の進行を止めることは期待できません。一方、根本治療を視野に入れた疾患修飾薬の開発が急速に進められており、Ａβとタウを分子標的として開発されています。以上の薬剤以外に認知能力を保持、改善できる可能性のある薬剤について触れます。

・ＡＣＥ阻害薬（アンジオテンシン変換酵素阻害薬）

降圧薬の一種ですが、レニン・アンジオテンシン系の調節を介して心臓、腎臓、血管、脳などの臓器保護作用があり、とくに脳内の血管内皮をはじめ錐体細胞、アストロサイト、脈絡膜などに存在するＡＣＥを抑制し、認知機能を改善することや、脳神経機能への直接作用も示唆されています。大類孝ら（２００４年）は本剤の中で脳内移行性が確認されている薬剤（ペリンドグリルまたはカプトプリル）投与によりＡＤ発症を予防できるか検討しています。高齢者４１２４例を対象とした結果、他の降圧薬に比べてＡＤの発症率は76％抑制し、さらに高齢者で軽度から中等度のＡＤ患者１６２例で同様の検討を行い、本剤は認知機能（ＭＭＳＥで測定）低下を有意に抑制しており、しかも降圧作用では有意差はなく、認知機能低下抑制作用は降圧作用以外の機能が推測されました。

ペリンドグリルの脳卒中再発後の予防研究 PROGRESS（２００１年）によれば、本剤は再発率を23％減少させ、さらにプラセボとの比較で脳卒中再発による認知症発症率を34％抑制し、認知機能低下を45％抑制しています。ＡＣＥ阻害薬は血管内皮のＡＣＥ活性を強く抑制し、NO（一酸化炭素。血管の拡張や血小板の凝集抑制など、血栓症を抑制する）産生を高め、脳血管新生を促進し、脳神経細胞の保護作用を有する可能性が示唆されています。

・非ステロイド系抗炎症薬（NSAID）

ＡＤの脳病変では慢性炎症反応が生じており、抗炎症薬、特にＮＳＡＩＤ服用がＡＤでの神経細胞障害を抑制、または遅延できることが期待されました。関節リウマチでは本剤を長期に大量服用しますが、同年齢層の対照群よりも関節リウマチ患者群の方がＡＤ発症が少ないことが明らかとなり（マックギアら、１９９０年）、その後、本剤の長期服用がＡＤの発症を遅らせるか予防できるという報告がみられましたが、副作用（心血管系障害、胃腸障害など）もあり、良い成績は得られていないようです。

・男性ホルモン、女性ホルモン

ＡＤでは加齢に伴う両ホルモン低下が関連しているとされ、発症予防に関連する疫学的研究はあるものの否定的な結果となっています。ホルモン補充療法については今後の検討が待たれます。

・抗血小板薬、シロスタゾール

脳梗塞予防によく用いられる薬剤で、血栓形成予防とともに血管拡張や脳血流増加作用があり、軽度～中等度の認知症患者の認知機能低下に対して、本剤服用群は非服用群に比べて緩やかになるとの報告があり、動物実験では血管壁に沈着するＡβの排泄を促進することが証明され（猪原匡史ら、２０１２年）、認知症の進行を食い止めることが期待されています。

・抗ヒスタミン薬、ディメボン

本剤はロシアで承認されていましたが、新世代の抗ヒスタミン薬にとって代わられ、現在は上市されていません。ところが、ＡＤとハンチントン病モデル動物実験で神経保護作用を示すことが明らかとなり、軽度～中等度のＡＤ患者に対する本剤の安全性、耐容性、有効性をテストする二重盲検無作為対照試験が行われ（アメリカのドウデイら、２００８年）、ＡＤ患者１８３例を対象に本剤20ミリグラム（１日３回）を６カ月間服用させて認知機能を評価したところ、対照群に比べ大幅に改善し、副作用も軽微でした。

・脂質改善薬、スタチン

スタチンは血中ＬＤＬコレステロールを低下させる作用以外に血管内皮への直接作用や抗酸化作用、抗炎症作用、さらに脳内移行でＡＤの病態に直接関与する可能性も指摘されています。スタチンのＡβ産生抑制の報告は以前からあり、培養細胞やマウスの動物実験結果から得られていました。

臨床試験では、スタチン服用でＡＤを含む認知症発症率が有意に低いとする報告（ウオロジンら、２０００年、ジックら、２０００年）がありますが、以後、否定的な意見も多く、予防効果は明らかではありません。血管性認知症予防には有効と考えられていますが、ＡＤに対する予防は明確ではありません。北米と欧州で実施された国際共同研究（２０１０年）では、軽症〜中等症のＡＤ患者６４０例でアトルバスタチンを１日80ミリグラム投与した群とプラセボ群に無作為に分け、72週投与後の認知機能を比較しましたが有意差は得られませんでした。

一方、フランスのデシャイントルら（２００９年）は、血管性危険因子（高血圧、糖尿病、脂質異常、喫煙、粥状硬化性疾患）の治療が心血管病のないＡＤ患者の認知機能（ＭＭＳＥ）低下を遅らせるかを調査し、未治療群に比べて治療群は明らかに認知機能低下が低く、とくにＡＤ進行抑制に最も貢献したのは脂質異常症に対する治療でした。

スタチンのＡＤ発症予防効果に関しては、まだ多くの検討の余地が残っています。

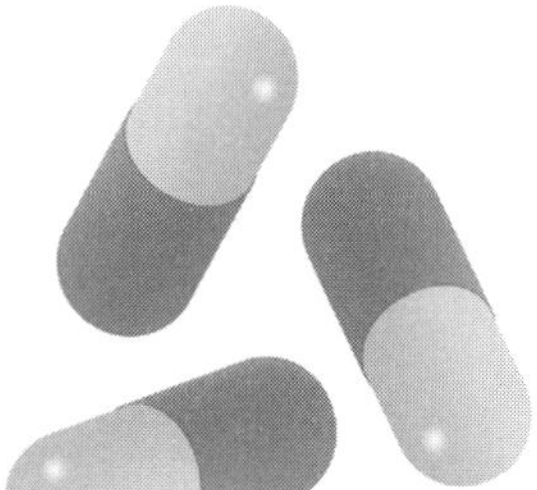

7. 運動

認知症予防法としてエビデンスが多いものに運動があります。アメリカのプラスマンら（２０１０年）の系統的レビューでは１７２の観察研究と22の無作為対照試験が解析対象で、栄養、医薬品、社会経済行動要因を検討したところ、運動と認知トレーニングが認知症リスクを低減する上で、有効と結論しています。

呼吸で酸素を取り込みながら行う持続的運動が有酸素運動では、歩行（ウォーキング）、ジョギングなどで認知機能、特に前頭前野に関わる遂行機能（物事を論理的に考え、計画し、実行する能力）や注意力を高めます。運動のエネルギー源は体内のグリコーゲンや脂肪ですが、グリコーゲンは複雑な過程で乳酸になり、さらに分解され二酸化炭素と水になります（図31）。グリコーゲンから乳酸になるには酸素を必要としない無酸素過程で、乳酸から二酸化炭素と水になる過程に酸素を必要とするTCAサイクルという有酸素運動で、二酸化炭素と水は体外に排出され、老廃物としての蓄積はなく、運動は長く続けられるのです。しかし、酸素供給が十分でないと乳酸が分解されずに蓄積して酸欠で運動が続

図 31　有酸素運動と無酸素運動

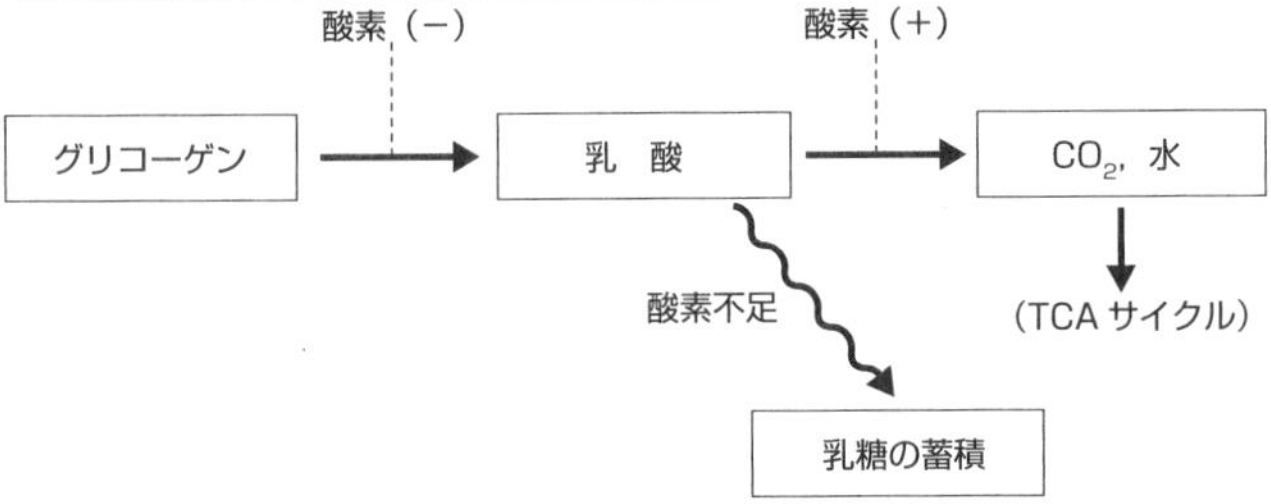

けられなくなります。したがって、激しい無酸素運動（短距離全力走、筋肉トレーニングなど）の多くは1分くらいで苦しくなります。この有酸素運動の利点は心筋を丈夫にし、冠動脈を太くして狭心症や心筋梗塞の予防に、脂肪消費による肥満予防につながります。推奨される有酸素運動量は最大心拍数の60～70％（脈拍で120くらい）の運動を1回に20～60分間くらい、週に3～5回行うとされています。

運動の介入による認知機能改善効果（表20）が認められています。なお、運動療法には、

① 有酸素運動
② ウェイトトレーニング、レジスタンス運動
③ ストレッチ（バランス運動）

などが用いられていますが、認知症への有効性が確認されているのは①です。②のレジスタンス運動は筋肉に負荷をかける運動で、③のバランス運動と比較して遂行機能が10％改

表20 運動介入による認知機能改善効果

対象	介入	結果	出典
認知症（ー）の高齢者（120人）	40分歩行群 対 しない群 （ストレッチのみ）	歩行群 海馬サイズ保持 認知機能改善	エリクソンら 2011
もの忘れを自覚する50歳以上の人（170人）	運動群 50分週3回歩行 対 通常群	運動群 認知機能改善	ラウテンシュレーガーら 2008
耐糖能障害のある高齢者（33人）	有酸素運動群 対 ストレッチ群	有酸素運動群 遂行機能改善	ベイカーら 2010
認知症（ー）の女性高齢者（155人）	レジスタンス運動群(1～2回／週) 対 バランス運動群	レジスタンス運動群 認知機能改善	リウら 2011

善しています。有酸素運動とストレッチとの比較も前者の方が注意、記憶が改善し、後者では海馬容積は減少するのに対し、前者では増加しています。他に、有酸素運動の方が前頭前野と側頭葉の灰白質、白質容積が増加したとの報告もあります（コルコム、2006年）。

アメリカのコルコムとクレーマ（2003年）は18件の有酸素運動の認知機能への効果のメタ解析で、とくに遂行機能が著しく高められましたが、時間が短いものは無効で30分以上の継続が必要と報告しています。さらに、66～70歳の前期高齢者で最も効率が高い傾向が見られました。

また、レジスタンス運動も認知機能改善に

有効であることを認めています。同じくクレーマら（1999年）は有酸素運動がワーキングメモリーという前頭前野機能を高めると報告しています。健常高齢者124人に6カ月間の有酸素運動（歩行）と無酸素運動（ストレッチングか筋肉トレーニング）の2群で検討し、最大酸素消費量は前者で5・1％増加し、後者で2〜8％減少し、しかも有酸素運動で遂行機能のテスト成績が改善し、前頭葉機能の改善効果が認められました。

有酸素運動でもウォーキングのような低強度の運動が非常に良いようです。ホノルルアジア加齢研究（2004年）では健康男子2257人（71〜93歳）において、1日あたり2マイル（3200メートル）以上歩行する群を最高集団として比べると、0・25マイル（400メートル）以下の群は1・77倍、0・25〜1マイル（400〜1600メートル）の群は1・71倍認知症発症率が高い成績でした。結論として、歩くことが認知症発症のリスク軽減につながることを示唆しています。健康な男性で活動的なライフスタイルを促進することが晩年の認知機能に役立つと考えられます。

日本では中之条研究（青柳幸利、2012年）による5000歩／7・5分（中強度の運動）で認知症発症率が有意に低下し、できれば8000歩／20分が理想的としています。この5000歩というのは家事で2000歩、30分くらいの外出（3000歩）に相当し、

図32 長期の運動介入が海馬の体積に及ぼす効果

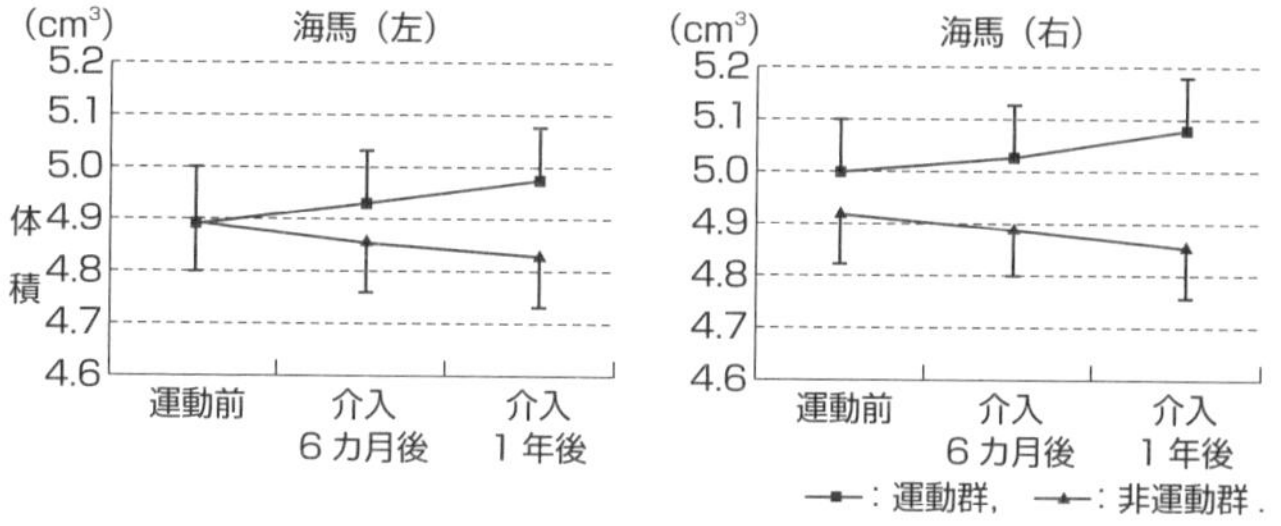

（Erickson KI 他，2011）

7・5分は早歩き時間（中等度の運動）を示しています。1００００歩以上は75歳未満ならメタボの予防につながる可能性がありますが、75歳以上ではあまり効果はないようです。

アメリカのエリクソンら（２０１１年）は有酸素運動が高齢者の海馬や前頭前野の体積を維持、増加させ、記憶を改善すると報告しています。１２０人の高齢者で週3日有酸素運動を行い、1～2年で海馬の体積が2％増加し、加齢による縮小は少なくて、体積増加は血清ＢＤＮＦ（脳由来栄養因子）の増加と関連していました（図32）。

運動による脳の健康保持のメカニズムは多岐にわたり、独立して、または相互に働いて効果を発揮すると考えられます（ローランドら、２００８年）。

① 一般的危険因子の低減

(1) 心血管病危険因子(高血圧、糖尿病、脂質異常、肥満)、脳卒中リスク、炎症などの減少
(2) 脳血流、脳血管内皮のNO(一酸化炭素)産生の促進
(3) 認知予備能の向上

② 脳細胞の強化
(1) 樹状突起長の延長、神経前駆細胞増殖
(2) 海馬、皮質、小脳の血管成長
(3) ミクログリア増殖
(4) 脳の毛細血管密度増加
(5) 神経新生、増殖

③ 脳の多くの成長因子増加
④ Aβの蓄積減少

一般に加齢で脳の機能低下、特に海馬、前頭前野が担う認知機能が著しく損なわれ、体積が減少し、さらに認知症の発症リスクにつながります(ラズら、2005年)。ヒトの研究(征矢英昭一派、2015年)では、運動習慣のある人は海馬体積が大きくなります。

図33 高齢者の認知機能や前頭皮質の体積に対する低強度運動介入効果

a. 低強度運動介入が認知課題の成績に及ぼす影響：1年間の運動介入は高齢者の認知機能を高めた.

b. 低強度運動介入が前頭前野の体積に及ぼす影響：運動は加齢に伴う前頭前野の萎縮を抑制する.
(Tamura M ら, 2015)

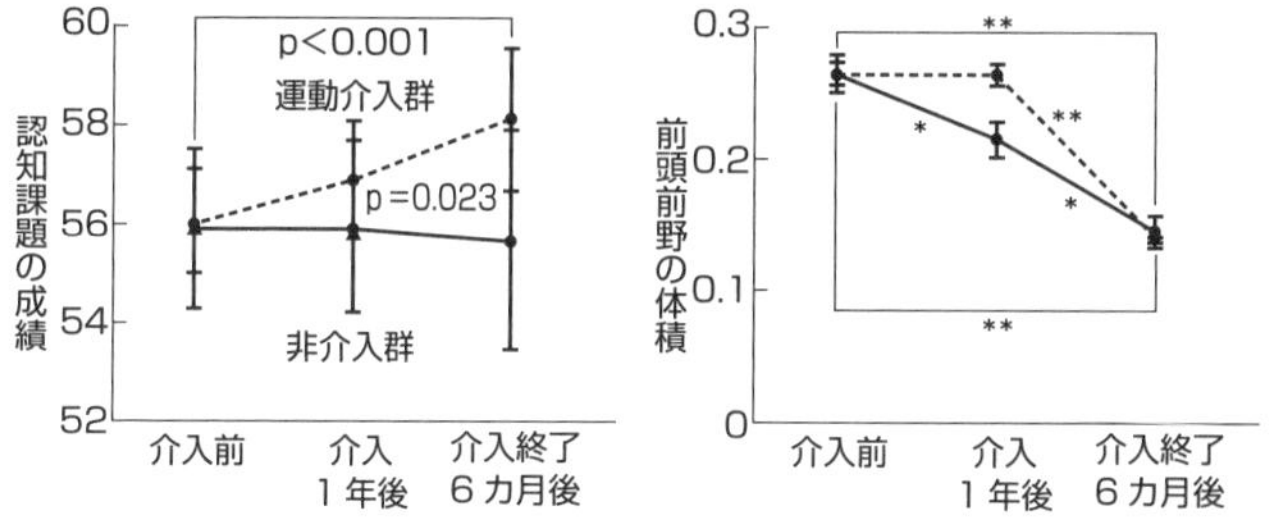

(Tamura M ら, 2015)

運動で海馬、前頭前野の体積が増加し、認知機能の向上がみられます。ただし、運動の強度が強すぎるとストレスになり、神経の新生が抑制されます。低強度運動で海馬、前頭前野の体積が維持され、記憶能の改善がみられます(図33)。

歩行速度の低下とADリスクの関係を調査したフランスのナタリアら(2015年)の研究では、脳PETによる脳内Aβ蓄積で、被殻、後頭皮質、楔前部、前帯状領域での蓄積と、歩行速度低下の有意な関係が認められました。

低強度運動で認知機能向上が生じる機能としては、海馬が関与しています。海馬は学習、記憶に重要な役割を有し、歯状回とアンモン角で構成されており、歯状回では一生、成熟海馬新生(神経細胞が増殖・分化を繰り返す)を生じ、

図 34　軽運動で起こる認知機能向上の分子基盤

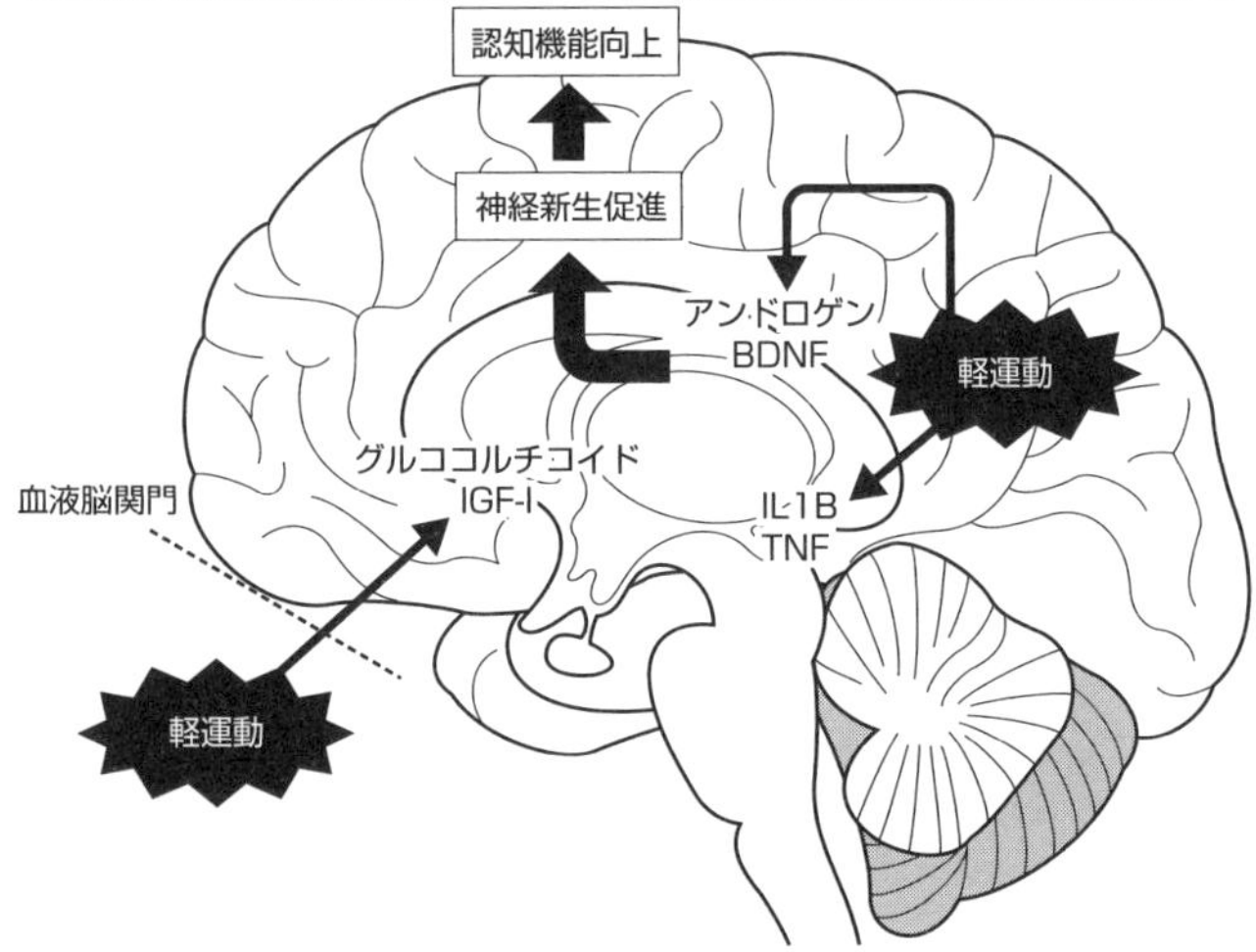

（征矢英昭ら，2016）

海馬の機能維持に役立っています。低強度運動はこの成熟海馬新生を高め、海馬の血流量も増大してエネルギー供給が向上し、神経活動が活発化します。この神経活動の活性化には多くの因子が働いています（図34）。脳由来神経栄養因子（ＢＤＮＦ）、インスリン様成長因子（ＩＧＦ－１）、ステロイドホルモン（アンドロゲン、グルココルチコイド）、サイトカイン（インターロイキン－β、ＴＮＦ）などが神経再生や保護に働いていることが証明されており、運動によりＢＤＮＦなどが増加、酸化ストレスが減少、脳血流の改善、脳内Ａβ産生減少、そして生活習慣病が改善し、認知機能が保護されます。ちなみに、ADではBDNFは20~70%も低下します。

運動の内容に関しては、単一の運動よりもウォーキング、サイクリング、水泳、ゴルフなど複数の運動を組み合わせて行う方が認知症の予防上、効果が上がることがポーデウィルスらによって証明されています(2005年)。さらに、運動は単独よりも複合的運動トレーニング、すなわちコグニサイズの方が効果的であることを示唆する論文もあります。たとえば、ステップしながら計算を繰り返すといった課題などが考案されています(島田裕之ら、2016年)。その結果、認知機能の向上や脳萎縮の進行抑制効果が認められています。自分のペースで無理なく続けることを念頭において取り組む必要性があり、運動教室などで行うと良いでしょう。フィンランドのナガンドゥら(2015年)は認知症発症リスクのある人を対象に運動、食事、認知トレーニング、血管リスク管理の4項目で、どれか1つを介入した2年間の大規模無作為化比較試験(FINGER試験)を行い、介入群は631人(9割以上は3項目以上介入ができていた)、対照群(一般の健康指導のみ)629人に割り付けたところ、介入群で有意に認知機能の改善ないし維持ができていました。運動のみならず食事などを含めて複合的介入が認知機能障害の進行抑制、または遅延に役立つことが示唆されています。

以上、有酸素運動で脳（とくに海馬）の体積および認知機能の維持、向上の効果が得られるので、体力レベルの低い高齢者にとっては、低強度の有酸素運動は最適と言えます。若いうちから習慣的な運動を行い、体力維持に努めるなら、心身ともに元気な高齢者になることが期待されます。

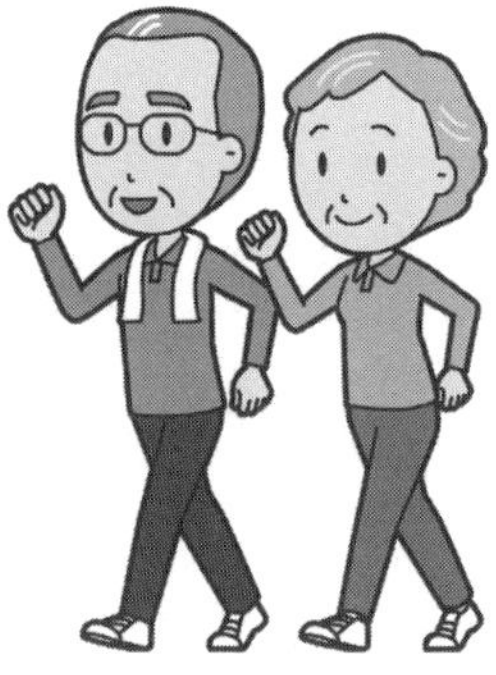

8. 余暇活動

認知症予防上、認知機能を鍛える一環として余暇活動が有効であることが報告されています。アメリカのスカメアスら（２００１年）は１７７２人の高齢者で月に7回以上余暇活動に参加することで認知症発症リスクが48％低下したと報告しています。具体的には雑誌、新聞を読むことで38％、映画やレストランに行くことで40％、散歩や遠足に行くことで38％の低下を認めています。ベルゲースら（２００３年）によるブロンクス在住高齢者（75歳以上）４６９人を対象に約5年間追跡したブロンクス加齢研究を行い、週に１日余暇活動を増やすことにより、認知症発症リスクが7％低下し、とくにボードゲームやダンスでは70％以上低下したと報告しています（図35）。

フランスのアクバラリら（２００９年）は高齢者５６９８人を4年間追跡し、刺激的余暇活動（自発性を重視したものでクロスワード、カードゲーム、団体活動参加、芸術活動などを含む）は認知症リスクを51％低減、ADリスクを61％低減しています。MCI、認知機能低下についても有効性が認められるという報告が少なくありません。フランスの

図 35　余暇活動の頻度と認知症リスク

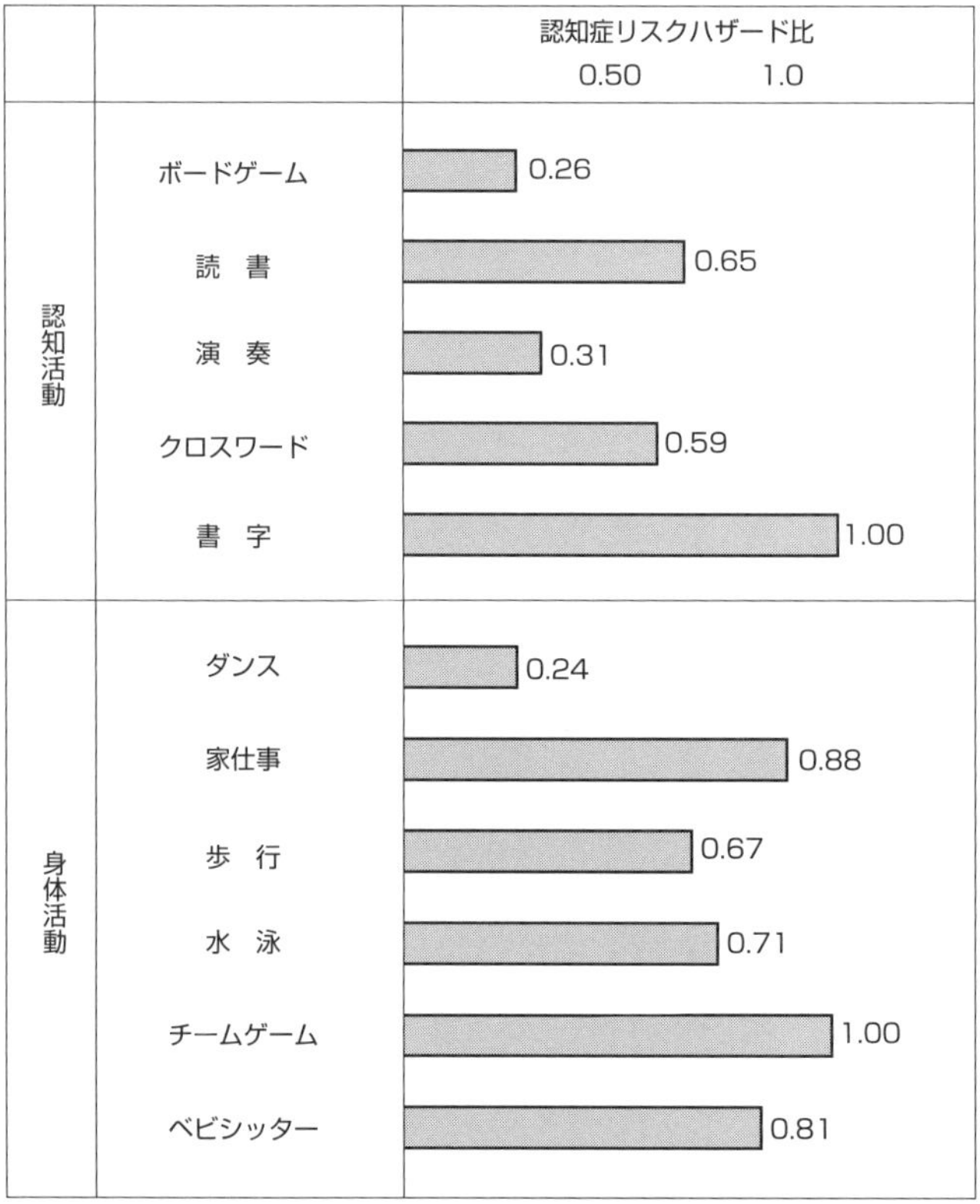

週に 1 回か，しない場合を 1.00 としての少なくとも週に数回行う場合のハザード比

（ベルゲースら，2003）

ファブリゴルら(1995年)はジロンド在住の2040人の高齢者を3年追跡するコホート研究により、スポーツ(67%)、旅行(52%)、子供のケア(55%)、読書(15%)、テレビ視聴(29%)、雑用や編み物(54%)、庭仕事(27%)などを難なくこなす群と困難な群の比較で、括弧内の%の認知症発症の低減を示しました。

中国のワンら(2006年)は55歳以上でMMSEスコア正常な人5457人を対象に5年間追跡調査したところ、余暇活動と認知機能障害との関係は、個人的活動としてはボードゲーム、読書が認知機能障害リスクを低下し、テレビ視聴は逆にリスクを上昇させていました。テレビ視聴が長いほどリスクが高いのは、認知活動レベルが低いことと低教育が関与していると述べています。多くの報告では長時間のテレビ視聴は多くの疾患・死亡の危険因子であり、運動不足、食習慣や睡眠にも悪影響を与えます。長い座位時間は避けましょう。

余暇活動による認知症の予防は以上の報告研究によりリスク軽減効果はあるようですが、認知症の進行抑制効果については報告が少なく、ADの病的過程を阻止する成績は得られていません。どの余暇活動が有効なのかは一定していませんが、精神的、身体的、社会的な複数の低減にまたがった活動がより有効とされています。楽しみながら継続できれば、より効果が出ると考えられます。

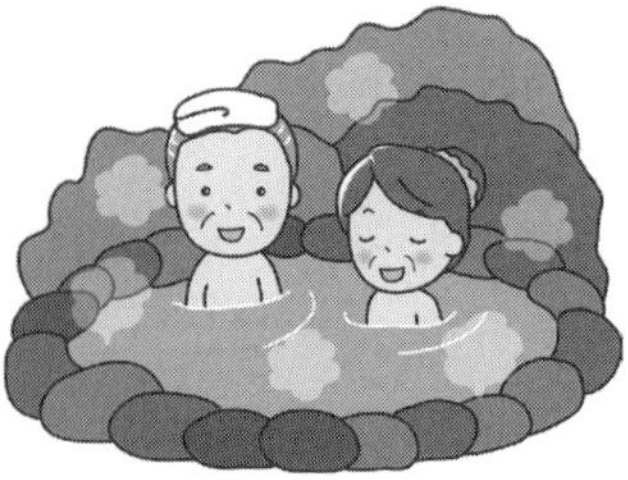

9. 社会参加、社会交流

近年、日本では高齢化とともに高齢夫婦世帯、高齢者単身世帯が急増し、心配されるのは社会的孤立です。社会参加や社会交流による社会とのつながりを保ち、孤立しないで交流を深めることは認知症対策としては有用と考えられます。19の縦断コホート研究のメタ解析によると、社会参加が少ないと1・4倍、社会交流が少なく、社会的に孤立していると1・6倍、認知症発症のリスクが増加しました（クーパーら、2015年）。本邦でも同様の社会参加、社会交流と認知症リスクの関係を検討した追跡調査（斎藤民ら、2018年）がありますが、配偶者がいる、同居家族と支援のやりとりがある、友人との交流がある、地域のグループ活動に参加している、就労しているの5項目について高齢者約1万4000人を対象に約9・4年追跡したところ、認知症発症リスクは11～17％低減し、さらに5項目すべてを満たす人は1項目のみ又はなしの人に比べて46％も低下し、前述のメタ解析と合わせて社会参加、社会交流が認知症のリスクを低減する可能性を示唆しています。

イギリスのソマーラドら（２０１７年）は婚姻状態と認知症リスクとの関係を検討した15件のメタ解析を行い、有配偶者に比べて未婚者は42％、死別者は20％認知症リスクが上昇し、未婚者のリスクは身体的健康度で調整し、死別者のリスクは学歴で調整すると、リスクが若干低下し、配偶者の有無に加えて身体的健康度と学歴が交絡因子として影響していました。結婚に伴い、社会との関わりが増え、その結果不健康な生活習慣や行動が少なくなり、認知症リスクが低下すると考えられます。一方、離婚者や死別者ではストレスの増大により認知症のリスクが上昇する可能性があるので、学歴ないし生涯教育や身体的健康に注目して社会参加、社会交流に参加すべきです。

吉澤裕世ら（２０１７年）は約5万人の身体活動、文化活動、地域活動の実施とフレイルリスクとの関係を調査しています。なお、フレイルは健康と要介護の中間の状態で、身体的フレイル（サルコペニア）、心理的・認知的フレイル（認知機能低下、うつなど）、社会的フレイル（閉じこもり、孤食など）など多面性の虚弱をもっています。フレイルの簡単なテストの一つ「イレブンチェック」（**表21**）があります。いろいろな活動を、

① 身体的活動（運動習慣）
② 文化活動（囲碁、将棋、俳句などの余暇活動）

表 21 フレイルチェックのなかの「イレブンチェック」

栄養	1. ほぼ同じ年齢の同性と比較して健康に気をつけた食事を心がけていますか	はい	いいえ
	2. 野菜料理と主菜（お肉またはお魚）を両方とも毎日 2 回以上は食べていますか	はい	いいえ
口腔	3. 「さきいか」「たくあん」くらいの硬さの食品を普通に噛みきれますか	はい	いいえ
	4. お茶や汁物でむせることがありますか	いいえ	はい
運動	5. 1 回 30 分以上の汗をかく運動を週 2 回以上，1 年以上実施していますか	はい	いいえ
	6. 日常生活において歩行または同等の身体活動を 1 日 1 時間以上実施していますか	はい	いいえ
	7. ほぼ同じ年齢の同性と比較して歩く速度が速いと思いますか	はい	いいえ
社会性・こころ	8. 昨年と比べて外出の回数が減っていますか	いいえ	はい
	9. 1 日 1 回以上は，誰かと一緒に食事をしますか	はい	いいえ
	10. 自分が活気にあふれていると思いますか	はい	いいえ
	11. 何よりもまず，物忘れが気になりますか	いいえ	はい

右端に該当する場合は赤でチェックを入れる。質問 4, 8, 11 は「はい」と「いいえ」が逆になっているので注意.「いくつ以上がリスク大」といった一律の判定ではなく，それぞれの人が赤を減らしていくことを目指す．全国統計では，赤 3 つがピーク．赤 5 つ以上では赤が 1 つ増えるごとにフレイルリスクが 2 倍ずつ増えていく。

（吉澤裕世ら，2017）

図 36　実施している活動とフレイルのリスク

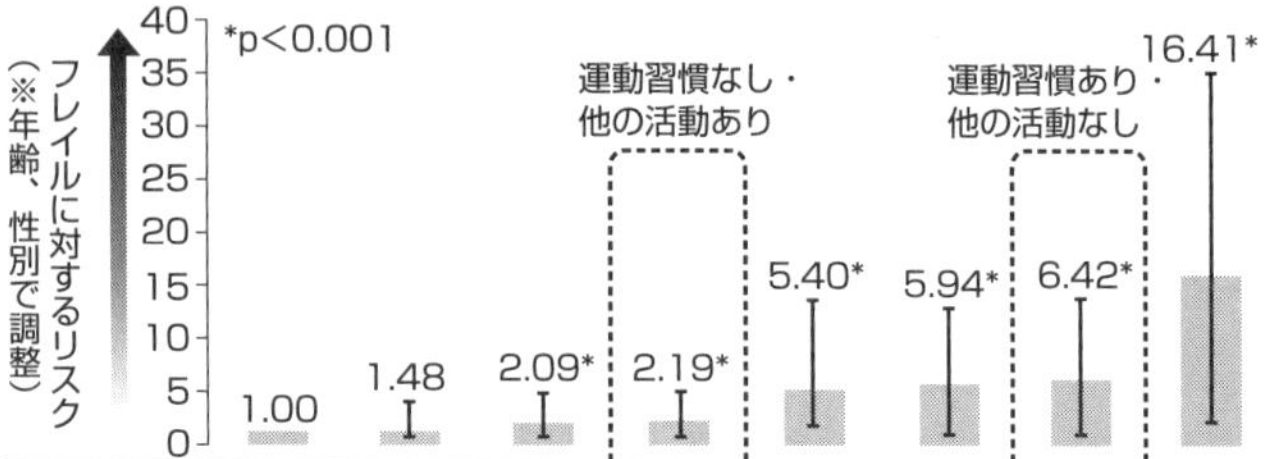

人数	5,212	385	22,688	1,476	246	9,411	4,150	5,670
身体活動	○	○	○	×	×	×	○	×
文化活動	○	×	○	○	×	○	×	×
ボランティア・地域活動	○	○	×	○	○	×	×	×

（吉澤裕世ら，2017）

③　地域活動（ボランティアなど）

の3つに分類し、実施している活動とフレイルのリスクとの関係を検討すると（図36）、意外なことに「運動習慣あり、他の活動なし」の群のフレイルリスクは、その逆の「運動習慣なし、他の活動あり」群の約3倍であったことです。後者は運動嫌いで散歩もしないけど、カルチャースクールに通ったりボランティア活動をしているというタイプにあたります。運動習慣がなくても文化活動（余暇活動）や地域活動の両方を行えばフレイル予防に効果的であることを示唆しています。もちろん身体的活動を行えばより効果的であることは当然です。このフレイルの中に認知的フレイルも含まれるので、当然、認知機能低下予防にも有益であり、社会的フレイル（孤独、孤立など）予防の面からも多くの人と楽しみながら活動することが奨められます。

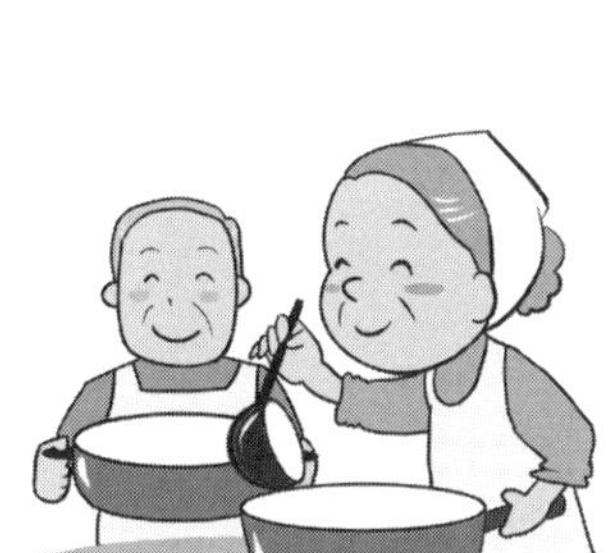

おわりに

認知症患者数の増加が予測されている一方、認知症有病率の低下も報告され、教育レベルの向上に加えて生活習慣病に関与する危険因子の低下が推測されています。

ＡＤにおいては発症する20～30年前からＡβの脳内蓄積が始まっており、この長い経過の間、とくに中年期に高血圧、糖尿病、脂質異常症などの生活習慣病や肥満などがＡＤのリスクになることを考えると、中年期、さらには中年期以前より生活習慣病中心の健康管理、ならびに食生活、睡眠、身体的活動（運動）、知的活動などの生活習慣の改善などといった多面的な予防策が重要です。認知機能障害（ＭＣＩ）患者が食事、運動、認知トレーニング、血管リスク管理の複合的な生活改善によって認知機能の維持ないし改善をみていることからも、できるだけ早期に生活習慣に対する多角的対策を行うことが大切です。

日本人の平均寿命世界一が真の健康寿命世界一になること、そして、世界のすべての人々が健全で楽しく長生きできるようになることを祈念いたします。

令和二年　一月

齋藤　嘉美

参考文献

1) Prince M et al. World Alzheimer Report 2016, Alzheimer's Disease International London 2016.
2) Nichols E et al. Lancet Neurology 18：88,2019.
3) いわて盛岡認知症介護予防プロジェクトもの忘れ検診専門医部会 かかりつけ医とケアスタッフのためのBPSD対応マニュアル、南山堂 ,2013.
4) 富田泰輔 実験医学 35（12）増：82,2017.
5) 認知症トータルケア（生涯教育シリーズ 95），日本医師会雑誌 147 特（2）,2018.

高血圧

6) Goldstein F C et al. J Am Geriatr Soc 11：67,2013.
7) Li J Q et al. J Neurol Neurosurg Psychiatry 87：476,2016.
8) Scuteri A et al. Int J Cardiol 169：371,2013.
9) Muller M et al. Neurology 82：2187,2014.
10) Takeda S et al. Frontiers Bioscience 13：2253,2008.
11) Verghese J et al. Neurology 61：1667,2013.
12) Posner H B et al. Neurology 58：1175,2002.
13) Kiyohara Y et al. Gerontology 40（suppl2）：29,1990.
14) Mossello E et al. JAMA Intern Med 175：578,2015.

糖尿病

15) Cheng G et al. Internal Med J 42：484,2012.
16) Xu W et al. Diabetes 56：211,2007.
17) 櫻井孝 糖尿病 57：696,2014.
18) Biessels G J et al. Lancet Neurol 5：64,2006.
19) Crane P K et al. NEJM 369：540,2013.
20) Arvanitakis Z et al. Arch Neurol 61：661,2004.
21) Ohara T Neurology 77：1126,2011.
22) 平林直樹他 第 26 回日本疫学会学術総会 2016.
23) Whitmer R et al. JAMA 301：6565,2009.

脂質異常症

24) 櫻井博文他 Geriatric Medicine48（5）：607,2010.
25) Briel M et al. Am J Med 117：596,2004.
26) Li G et al. Neurology 69：878,2007.
27) Milda T et al. Curr Opin Lipidol 16：619.2005.

肥満・メタボリックシンドローム

28) Gustafson D et al. Arch Intern Med 163：1524,2003.
29) Stewart R et al. Arch Neurol 62：55,2005.
30) 大塚美恵子 Current Therapy 24：51,2006.
31) Hughes T F et al. Neurology 72：1741,2009.
32) Cournot M et al. Neurology 67：1208,2006.
33) Pocock S et al. Lancet Diabetes Endocrinol 3：431,2015.
34) Fitzpatrick A L et al. Arch Neurol 66：336,2009.
35) Vidoni E D et al. Neurology 77：1913,2011.
36) Kalmijn S et al. Arterioscler Thromb Vasc Biol 20：2255,2000.
37) Luchsinger J A et al. Arch Neurol 59：1258,2002.
38) Kalmijn S et al. Ann Neurol 42：776,1997.
39) Geda Y E et al, 第 64 回アメリカ神

経学会年次総会 2012.
40) Ho L et al. FASEB 18：902,2004.
41) Walford R L Beyond the 120 Year Diet Four Walls Eight Windows 2002.

認知症の予防

42) Barnes D E et al. Lancet Neurol 10：819,2011.
43) Yu Jin-Tai et al. J Neurol Neurosurg Psychiatry 20 Aug 2015.（オンライン版）
44) 朝田隆 東京医科歯科大学会誌 71：24,2018.
45) 小原知之ら 臨床精神医学 45：411,2016.
46) Livington G et al. Lancet 390：2673,2017.

栄養

47) da Silva S L et al. Alzheimer's & Dementia 10：485,2014.
48) Gómez-Pinilla F Nat Rev Neurosci 9：568,2008.
49) Mitka M JAMA 284：817,2000.
50) Scarmeas N et al. Ann Neurol 59：912,2006.
51) Scarmeas N et al. Arch Neurol 66：216,2009.
52) Valls-Pedret C et al. JAMA Intern Med 175：1084,2015.
53) Martinez-Gonzalez M A et al. J Neurology Neurosurs and Psychiatry 84：1318,2013.
54) 小原知之、二宮利治 日本臨牀 76（増1）：182,2018.
55) Tomata Y et al. J Gerontology Med Science 71：1332,2016.
56) Otsuka R et al. Geriatr Gerontol Int 17：937,2017.

野菜・果物

57) Dai Q et al. Am J Med 119：751,2006.
58) Hughes T F et al. Am J Geriatr Psychitry 18：413,2010.
59) Barberger P et al. Neurology 69：1921,2007.

DHA・EPA

60) Conklin S M et al. Neurosci Lett 421：209,2007.
61) Tan Z S et al. Neurology 78：658,2012.
62) 川端輝江 保健の科学 58（10）：674,2016.
63) Yassine H N et al. JAMA Neurol 73：1208,2016.
64) Yassine H N et al. JAMA Neurol 74：339,2017.
65) Gu Y et al. Neurology 78：1832,2012.
66) Barberger G P et al. BMJ 325：932,2002.
67) Morris M C et al. Arch Neurol 60：940,2003.
68) Conquer J A et al. Lipid 35：1305,2000.
69) 大塚礼他 日本栄養食料学会誌 68：101,2015.

抗酸化物質・ポリフェノール

70) Engelhart M J et al. Neurology 59：1915,2002.
71) Morris M C et al. JAMA 287：3230,2002.
72) Bjelakovic G et al. JAMA 297：842,2007.
73) Ng T P et al. Am J Epidemiol 164：898,2006.
74) Yang F et al. J Biol Chem 280：5892,2005.
75) Lim G P et al. J Neurosci 21：8370,2001.
76) Disilvestro R A et al. Nutr J 11：79,2012.
77) Cox K H et al. J Psychopharmacology 29：642,2015.
78) Luo Y et al. PNAS 99：12197,2002.
79) DeKosky S T et al. JAMA 300：

2253,2008.
80）Vellas B et al. Lancet Neurol 11：851,2012.

飲み物と嗜好品

81）Petérs P et al. Age Ageing 37：505,2008.
82）Topiwala A et al. BMJ 357：j2353.
83）Paul C A et al. Arch Neurol 65：1362,2008.
84）Rusanen M et al. Arch Intern Med 171：333,2011.
85）Ohara T et al. J Am Geriatr Soc 63：2339,2015.
86）Rezai-Zadeh K et al. J Neuroscience 25：8807,2005.
87）Kuriyama S et al. Am J Clin Nutr 83：355, 2006.
88）山田正仁 第58回日本老年医学会学術総会 2016年
89）Ng T P et al. Am J Clin Nutr 88：224,2008.
90）Ritchie K et al. Neurology 69：536,2007.
91）Eskelinen M H et al. J Alzheimers Dis 16：85,2009.
92）Ozawa M et al. J Am Geriatr Soc 62：1224,2014.
93）Wu L & Sun D Nutrients 8：824,2016.
94）Nurk E et al. J Nutr 139：120,2009.

睡眠

95）Nedergaad M & Goldman S A 脳から老廃物を排出 グリンパティック系 日経サイエンス7月号 73,2016.
96）Xie L et al. Science 342：373,2013.
97）Spira A P et al. JAMA Neurology 70：1537,2013.
98）Westwood A J et al. Neurology 88：1172,2017.
99）Ju Yo-El S et al. JAMA Neurology 70：587,2013.
100）Long Y et al, 第32回アメリカ睡眠学会（SLEEP）2018.
101）Yokoyama E et al, SLEEP33：1693,2010.

教育・学歴

102）Stern Y et al, JAMA271（13）：1004,1994.
103）ミシガン大学研究グループ JAMA Intern Med177：51,2017.
104）Satizahal L L et al. NEJM 374：523,2016.
105）Bennet D A et al, Neurology 66：1837,2006.
106）Wilson R S et al.JAMA 287：742,2002.
107）Iwasa H et al. J psychosom Res 72：159,2012.

性格・主観年齢

108）Wang HX et al, Neurology72（3）：253,2009.
109）Johanson L et al. Neurology 83：1,2014.
110）Neuvonen Z et al. Neurology 82：2205,2014.
111）Donovan N J et al. JAMA Psychiatry 73：1230,2016.
112）Stephan Y et al. Am J Geriatr Psychiatry 22：1180,2014.
113）Stephan Y et al. Am J Gerontol B Psychol Sci Soc Sci 72：966,2017.
114）Christensen K et al. BMJ 339：5262,2009.

難聴

115）Loughray D G et al. JAMA Otolaryngol Head Neck Surg 144：115,2018.

薬剤

116）Ohrui T et al. Am Geriatr Soc 52：649,2004.
117）PROGRESS Collaborative Group. Lancet 358：1033,2001.
118）McGeer P L et al. Lancet 335：1037,1990.

119）猪原匡史　細胞工学 31（10）：1113,2012.
120）Doody R et al. Lancet 372：207,2008.
121）Feldman H et al. Neurology 74：956,2010.
122）Deschaintre Y et al. Neurology 73：674,2009.

運動

123）Plassman B L et al. Ann Intern Med 153：182,2010.
124）Erickson K L et al. PNAS 108：3017,2011.
125）Lautenschlager NT et al. JAMA 300：1027,2008.
126）Baker L D et al. J Alzheimer Dis 22：569,2010.
127）Lin-Ambrose T et al. Arch Intern Med 170：170,2010.
128）Colcombe S J et al. J Gerontol A Biol Sci Med Sci 61：1166,2006.
129）Colcombe S J & Kramer A F Psychol Sci 14：125,2003.
130）Kramer A F et al. Nature 400：418,1999.
131）Abbott R D et al. JAMA292：1447,2004.
132）青柳幸利 背景編「中之条研究」の基礎となった高齢者における歩行機能の重要性：老化のメカニズムと予防法 有限会社ノーブル・プレス 2012
133）Rolland Y et al. J Am Med Dir Assoc 9：390,2008.
134）Raz N et al. Cerb Cortex 15：1676,2005.
135）Tamura M et al. Int J Geriatr Psychiatory 30：686,2015.
136）Natalia del C et al. Neurology 2 Dec 2015.（オンライン版）
137）Podewils J et al. Am J Epidemiol 162：639,2005.
138）島田裕之　日本抗加齢医学会雑誌 12：315,2016.
139）Ngandu T et al. Lancet 385：2255,2015.

余暇活動

140）Scarmeas N et al. Neurology 57：2236,2001.
141）Fabrigoule C et al. J Am Geriatr Soc 43：485,1995.
142）Akbaraly T N et al. Neurology 73：854,2009.
143）Verghese J et al. NEJM 348：2508,2003.
144）Wang J YJ et al. Neurology 66：911,2006.

社会参加・社会交流

145）Kuiper J S et al. Ageing Res Rev 22：39,2015.
146）Saito T et al. J Epidemiol Community Health 72：7,2018.
147）Sommerlad A et al. J Neurol Neurosurgery Psychiatry 89：231,2018.
148）吉澤裕世他　日本公衆衛生雑誌 66：306,2019.

その他

149）斎藤嘉美　魚と生活習慣病　株式会社ペガサス 2005
150）斎藤嘉美　果物と生活習慣病　株式会社ペガサス 2007

斎藤嘉美（さいとう よしみ）
1932（昭和７）年、東京生まれ。東京大学医学部卒業。元・東京大学医学部講師。成和会介護老人保健施設「むくげのいえ」施設長。医学博士。
健康長寿における食事の重要性の啓発活動にも長年力を入れており、『ビタミンＤは長寿ホルモン』『日本人に多いガンから身を守る』『心身ともに健康で長生きする法』『魚と生活習慣病』『果物と生活習慣病』『タマネギはガン・心血管病・ぜんそく・骨粗鬆症にも有効』『栄養＋運動で筋肉減少症に勝つ』（いずれも（株）ペガサス）など著書多数。

生活習慣の改善で認知症を予防する

2020年１月30日　第１刷発行

著　者　斎藤 嘉美
発行者　八重　貴行
発行所　株式会社ペガサス
〒171-0021
東京都豊島区西池袋1-5-3　エルグビル6階
TEL. 03-3987-7936
印刷・製本　モリモト印刷株式会社

Printed in Japan　ISBN978-4-89332-071-1
定価はカバーに表示してあります。落丁・乱丁本はお取り替えいたします。